考研中医综合速速记忆法丛书

考研中医综合
中药学速速记忆法

姬亮亮　张林峰　周凌云◎主编

U0272657

中国中医药出版社

·北 京·

图书在版编目（CIP）数据

考研中医综合中药学速速记忆法 / 姬亮亮，张林峰，周凌云主编 .—北京：中国中医药出版社，2021.9
（考研中医综合速速记忆法丛书）
ISBN 978-7-5132-6947-6

Ⅰ .①考… Ⅱ .①姬… ②张… ③周… Ⅲ .①中药学—研究生—入学考试—自学参考资料 Ⅳ .① R28

中国版本图书馆 CIP 数据核字（2021）第 074502 号

中国中医药出版社出版
北京经济技术开发区科创十三街 31 号院二区 8 号楼
邮政编码　100176
传真　010-64405721
河北省武强县画业有限责任公司印刷
各地新华书店经销

开本 787×1092　1/32　印张 4.25　字数 134 千字
2021 年 9 月第 1 版　2021 年 9 月第 1 次印刷
书号　ISBN 978 – 7 – 5132 – 6947 – 6

定价　39.00 元
网址　www.cptcm.com

服 务 热 线　010-64405720
购 书 热 线　010-89535836
维 权 打 假　010-64405753

微信服务号　**zgzyycbs**
微商城网址　**https://kdt.im/LIdUGr**
官方微博　**http://e.weibo.com/cptcm**
天猫旗舰店网址　**https://zgzyycbs.tmall.com**

《考研中医综合
中药学速速记忆法》编委会

主　编　姬亮亮　　张林峰　　周凌云

编　委　许　欢　胥　佳　娄满容

前　言

　　本书写于编者考研成功以后。两年的备研历程，让编者经历了从"怎么学习"到"如何应试"的思维转变，中医学习重在理解，中医应试则重在记忆。这种转变并不意味着两者对立，只是在面对研究生考试的时候，后一种思维对分数的提高帮助更大一些。

　　基于"如何应试"思维，编者摒弃传统背诵方法，把是否方便记忆放在第一位来考虑，提炼中药功效及特殊应用中的关键字，重新排列组合成有趣好记的口诀。编者还创新性地把部分易混淆的四字功效拆分，在不影响做题正确率的前提下，保证背诵的精确、方便。简而言之，本书的目标就是想尽一切办法帮助同学们把背诵时间压缩到极致。

　　由于编者的生活经历、措辞习惯比较个人化，很多语句也许不好理解，编者建议同学们在本书的基础上，结合自己的生活经历、措辞习惯去对口诀、释义进行个性化修改，帮助记忆。在使用本书时，编者希望同学们能多多注意"释义"

部分，在理解释义的同时，想象编者为同学们描绘的画面，用画面帮助自己更快更牢固地记忆。在记忆牢固以后，同学们切记要勤加复习，加强记忆。

编者希望通过本书，能把同学们从繁杂的中药学背诵中释放出来，从而更从容地去提高其他学科的分数。

精诚所至，金石为开。谨以本书祝愿同学们顺利通过考研的波澜征程，到达自己想要到达的终点！

姬亮亮　张林峰
2021 年 7 月于
贵州中医药大学
北京中医药大学

目 录

口诀背诵表

第一章　解表药

一、发散风寒药

第1组——麻黄、桂枝、葱白

药名	功效	背诵诀窍
麻黄	利水消肿，发汗解表，散寒通滞，宣肺平喘	口诀：蚂蟥水中发飙，喊只飞船 释义：蚂蟥在水中发飙生气，喊一只飞船来帮它解气
桂枝	平冲降逆，温通经脉，助阳化气，发汗解肌	口诀：桂枝泥文井煮乏鸡 释义：桂枝泥搭配文井的水煮一只疲乏的鸡 *归置：收拾，整理
葱白	发汗解表，散寒通阳，通络下乳，解毒散结	口诀：白发表寒羊落入读吧 释义：白发的得了表寒证的羊不小心落入了读吧 *"吧"为8的谐音，8看起来像绳子拧了个结，引申为"散结"的意思 *读吧：类似于书吧，供读者读书的地方

第2组——香薷、防风

香 薷	利水消肿，和中，化湿，发汗解表，水肿脚气	口诀：香薷睡中何事喊叫 释义：香薷在睡梦中因为何事喊叫？
防 风	祛风，止痒，解表，泄泻，胜湿止痛，止痉	口诀：放风养膘，写诗通径 释义：饭后出门放风是为了养膘，写诗赞叹通过路径的风景

第3组——荆芥、紫苏

荆 芥	祛风解表，透疹消疮，止血（炒炭）	口诀：静姐缝表枕窗子（止） 释义：静姐缝表带的时候枕靠在窗子上 *"子"代表"止"
紫 苏	安胎，行气宽中，解鱼蟹毒，解表散寒	口诀：支书抬起宽肚彪汉 释义：支书抬起宽肚子的彪汉

第4组——生姜、细辛

生 姜	温中散寒，解毒，温肺，止咳，止呕，解表	口诀：胜将中寒毒，非磕我（呕）表 释义：百胜将军中了寒毒，非得要磕坏我的表
细 辛	解表散寒，温肺化饮，祛风，宣通鼻窍，止痛	口诀：细心彪汉费银缝笔筒 释义：细心的彪形大汉花费银子请人把笔筒缝好

第 5 组——藁本、羌活、白芷

藁 本	止痛，胜湿，祛风，解表散寒	口诀：高墙同事逢彪汉
		释义：在这堵高墙旁边，同事恰逢一位彪形大汉
羌 活	止痛，胜湿，祛风，解表散寒	
白 芷	排脓，燥湿，止带，消肿，风湿痹证，解表散寒，止瘙痒，祛风，止痛	口诀：弄湿白纸袋中笔，彪汉扬风筒 释义：弄湿了白纸袋中的笔，彪形大汉扬起手中的风筒，把它吹干了

第 6 组——辛夷、苍耳子

辛 夷	发散风寒，通鼻窍	口诀：辛姨风寒鼻，儿子重阳风湿痛
		注释：辛姨得了风寒鼻塞，儿子重阳节的时候得了风湿痛
苍耳子	发散风寒，通鼻窍，杀虫止痒，祛风湿，止痛	*当两味药在同一个口诀中出现时，后一味药包括前一味药功效

二、发散风热药

第 7 组——蔓荆子、薄荷

蔓荆子	祛风止痛，疏散风热，清利头目	口诀：镜子风筒散头，不和七叔真烟
薄荷	祛风止痛，疏散风热，清利头目，行气疏肝，透疹，利咽	释义：对着镜子用风筒吹散头发，不和七叔抽真烟 ＊所有"散"及 san 的拼音都代表疏散风热。

第 8 组——牛蒡子、蝉蜕、浮萍

牛蒡子	疏散风热，宣肺，透疹，祛痰，利咽，滑肠，消肿解毒，消疮	口诀：牛帮三妃侦探烟厂中独窗 释义：牛哥帮助三皇妃侦探烟厂中的独窗在哪里
蝉 蜕	明目退翳，疏散风热，息风止痉，利咽开音，透疹，镇静安神	口诀：蝉蜕皮过程 释义：先眼部朦胧明目退翳，后背部裂口风热散出，蜕皮出来抖翅膀息风止痉，鸣叫时利咽开音，人听到吓一跳透疹，叫了一会不叫了，镇静下来
浮 萍	透疹止痒，疏散风热，消肿，利尿，发汗解表	口诀：朕养三种鸟抚平发飙 释义：朕养了三种鸟来抚平发飙的人

第 9 组——菊花、桑叶

菊 花	平抑肝阳，疏散风热，清热解毒，清肝明目	口诀：菊花瓶，三四明，桑叶减四加两只（止）枣
桑 叶	平抑肝阳，疏散风热，清肝明目，凉血止血，清肺润燥	释义：菊花瓶，在灯光照射下泛着三四点明光，桑叶减去清热解毒功效再加上凉血止血、清肺润燥功效 *"四"代表清热解毒四个字

第 10 组——柴胡、葛根、升麻

柴 胡	解表，截疟，升举阳气，退热，疏肝解郁	口诀：柴胡表姐剩羊腿干鱼 释义：柴胡的表姐剩下了羊腿和干鱼
葛 根	透疹，解肌退热，生津止渴，解酒毒，止泻，升阳，降压，通经活络	口诀：哥跟甄姬惹荆（津）轲，救些羊压经络 释义：哥哥跟甄姬一起招惹荆轲，救出一些羊后按压经络
升 麻	升阳举陷，清热解毒，透疹，解表	口诀：麻省仙，四真表 释义：麻省理工学院像仙人一样的学霸有四块货真价实的表

第 11 组——淡豆豉

淡豆豉	解表，宣发郁热，除烦	口诀：豆豉镖，选鱼贩 释义：豆豉哥押镖，选鱼贩与他同行

第二章　清热药

一、清热泻火药（气分实热证）

第12组——石膏、栀子

药名	功效	背诵诀窍
石　膏	止渴，除烦，清热泻火；收湿，止血，生肌，敛疮	口诀：石膏可烦伙，食指挤疮 释义：石膏可烦他的同伙用食指挤脸上的疮了 *前半句是生石膏功效，后半句是煅石膏功效
栀　子	泻火除烦，清利湿热，凉血解毒；凉血止血（炒焦）；消肿止痛（外用）	口诀：侄子卸货厨房，请李师谅解，叫两只中桶 释义：侄子卸货在厨房了，请李老师谅解他，并叫人拿两只中号的桶把货又搬回去了 *"叫"为炒焦

第13组——知母、天花粉

知　母	清热泻火，润燥，生津，滑肠，骨蒸潮热，肺热燥咳	口诀：母亲（清）惹火造金厂顾客 释义：母亲惹火了造金厂的顾客
天花粉	消肿，清热泻火，排脓，生津止渴	口诀：天花粉中惹火弄金客 释义：在漫天花粉中惹火了正在摆弄金子的客人

第14组——淡竹叶、芦根

淡竹叶	清热泻火，利尿，除烦	口诀：朱爷惹火鸟贩，鹿跟我（呕）咏荆（津）轲
芦　根	清热泻火，利尿，除烦，止呕，消痈，生津止渴	释义：朱爷惹火了鸟贩子，一只神鹿跟随着我咏唱荆轲传奇

第15组——夏枯草、决明子、密蒙花

夏枯草	清肝胆火，明目，消肿散结	口诀：肝火严重吓哭爸 释义：肝火太严重了，吓哭了爸爸 ＊"严"为眼，明目 ＊爸为8的谐音，8看起来像绳子拧了个结，引申为"散结"的意思
决明子	明目，润肠通便，清热，降压	口诀：决明尝热鸭 释义：决定明天尝尝热鸭子的味道
密蒙花	明目退翳，养肝，清热泻火	口诀：迷梦名医敢惹祸 释义：迷梦中的名医胆敢惹祸

二、清热燥湿药（湿热证）

第16组——黄连、黄芩、黄柏

黄　连	清热燥湿，泻火解毒，消疮	口诀：三黄湿热火毒床，黄芩太子（止）伯出征
黄　芩	清热燥湿，泻火解毒，消疮，安胎，止血	释义：三黄浑身湿热，躺在治疗火毒的床上，黄芩太子的伯伯带兵出征
黄　柏	清热燥湿，泻火解毒，消疮，泻火除蒸	

第17组——苦参、龙胆草

苦 参	止痒，利尿，清热燥湿，祛风，杀虫，	口诀：苦参养鸟，惹事封杀 释义：苦参养鸟为生，但是因为惹了事，被封杀了
龙胆草	泻肝胆火，清热燥湿	口诀：龙胆敢惹事 释义：龙一样的胆子才敢惹事

第18组——秦皮、白鲜皮

秦 皮	清肝热，燥湿，止带，明目，收涩止痢	口诀：秦皮赶早带明收栗 释义：秦皮赶了个大早带着小明去市场上收栗子
白鲜皮	祛风，止瘙痒，清热燥湿，通痹，泻火解毒	口诀：白鲜披风扬，热时避火毒 释义：白色艳丽的披风随风飘扬，天气热的时候要避开火毒的侵袭

三、清热解毒药（热毒证）

本节中治疗风热表证，温病初起的药物：大青叶、板蓝根、穿心莲、贯众、金银花、连翘	口诀：大阪船，观金桥 释义：在大阪坐船，观看金桥

第 19 组——金银花、野菊花

金银花	凉血，疏散风热，清热解毒，止痢	口诀：二花两三四里 释义：二花开了两三四里 *"二花"为金银花别称
野菊花	泻火，清热解毒，平肝	口诀：野火（烧）死干菊花 *"死"为"四"，代表"清热解毒"四个字

第 20 组——连翘、蒲公英

连 翘	利尿，清热解毒，疏散风热，消肿散结，清心	口诀：恋桥鸟四散，中靶心 释义：枪声一响，留恋桥的鸟四散飞走，这一枪中了靶心
蒲公英	通淋，消肿，湿热黄疸，散结，利湿，清热解毒，清肝明目	口诀：蒲公林中担八十四干木 释义：蒲公公在树林中担了八十四根干木头

第 21 组——紫花地丁、穿心莲

紫花地丁	消肿，凉血，清热解毒，肝热目赤	口诀：迪厅中亮死目 释义：迪厅中的灯亮死了，闪瞎了我的双目
穿心莲	清热解毒，凉血，消肿，燥湿，止痢	口诀：心莲四两种枣里，费心帮大肠 释义：称取心莲四两，种在枣树林里面。入肺、心、膀胱、大肠经

第22组——大青叶、青黛、板蓝根

大青叶	凉血消斑，清热解毒	口诀：大青叶凉拌四袋茎秆 释义：用大青叶凉拌四袋它的茎秆
青　黛	凉血消斑，清热解毒，定惊，肝火犯肺	
板蓝根	清热解毒，凉血，利咽	口诀：板蓝根，四两盐 释义：板蓝根要用四两盐拌才好吃

第23组——马勃、射干、山豆根

马　勃	清热解毒，止血，凉血，清肺利咽	口诀：四只马搏两飞燕 释义：四只马搏斗两只飞燕
射　干	利咽，清热解毒，消痰	口诀：蛇干腌四坛 释义：蛇干很多，腌了四坛咸蛇干
山豆根	清热解毒，消肿利咽，痈肿疮毒，湿热黄疸	口诀：山豆四种腌床单 释义：用四种山豆腌床单，这样上色更好看

第24组——白头翁、马齿苋、贯众

白头翁	凉血止痢，清热解毒，止带	口诀：白头翁两里丝带 释义：白头老翁走了两公里的路去买丝带
马齿苋	清热解毒，凉血，止痢，止血	口诀：马吃四两李子（止） 释义：马吃了四两李子

| 贯 众 | 烧烫伤，清热解毒，凉血止血，止带，杀虫 | 口诀：<u>观众烫死两只呆虫</u>
释义：观众烫死了两只呆呆的虫子 |

第25组——鱼腥草、败酱草

| 鱼腥草 | 清热解毒，湿热泻痢，利尿通淋，消痈排脓 | 口诀：<u>鱼行四里</u>，鸟林咏农
释义：鱼游行了四里，看到了鸟在树林里面咏唱辛苦劳作的农民伯伯 |
| 败酱草 | 消痈，清热解毒，祛瘀止痛，排脓 | 口诀：用四鱼桶弄<u>败将</u>
释义：用四个鱼桶就打败了将军 |

第26组——土茯苓、漏芦

| 土茯苓 | 解毒，除湿，淋浊带下，湿疹瘙痒，通利关节 | 口诀：<u>屠夫读诗逮羊倌</u>
释义：屠夫读诗的时候逮住了偷书的羊倌
*羊倌：放羊的人 |
| 漏 芦 | 消痈，通经下乳，通脉舒筋，散结，清热解毒 | 口诀：<u>录用经儒卖书八四</u>
释义：录用的读经儒生卖了经书84本 |

第27组——重楼、熊胆粉

重楼	凉肝，化瘀，清热解毒，消肿止痛，定惊，止血，咽喉肿痛	口诀：重楼敢与四种铜镜子（止）吼 释义：重楼敢对着四种铜镜子吼叫 *重楼也是《仙剑奇侠传》中的反派名字
熊胆粉	清热解毒，咽喉肿痛，清肝明目，息风止痉	口诀：熊胆分四腌，清明洗净 释义：熊胆分成四份腌起来，清明节的时候洗干净入药用

第28组——山慈菇、大血藤

山慈菇	消痈散结，清热解毒，化痰	口诀：此菇用八四坛 释义：这批蘑菇用了84个坛子才装下
大血藤	清热解毒，活血，肠痈腹痛，祛风止痛	口诀：大学四伙拥风筒 释义：大学里面有四伙人拥有风筒

第29组——白花蛇舌草、半边莲、鸦胆子

白花蛇舌草	通淋，清热解毒，利湿	口诀：白桦林四十 释义：白桦林里面有四十棵树
半边莲	清热解毒，利尿，消肿	口诀：半边莲，四鸟重 释义：这朵半边莲，有四只鸟这么重
鸦胆子	截疟，腐蚀赘疣（外用），清热解毒，寒热痢	口诀：姐有鸭蛋四粒 释义：姐姐有四个鸭蛋

四、清热凉血药（营分血分实热证）

第30组——生地、玄参

生地	凉血，生津，肠燥便秘，止血，养阴，清热，骨蒸劳热	口诀：剩的两斤肠子（止）因热鼓，选拔杜牧腌
玄参	凉血，生津，肠燥便秘，止血，养阴，清热，骨蒸劳热，散结，解毒，目赤咽痛	释义：午餐吃剩的两斤香肠因为天气热鼓起来了，挑选出来好的让杜牧腌起来

第31组——水牛角

水牛角	咽喉肿痛，清热凉血，解毒，定惊	口诀：水牛叫猴惹两独鲸 释义：水牛叫猴去招惹两头孤独的鲸鱼

第32组——牡丹皮、赤芍、紫草

牡丹皮	阴虚发热，活血化瘀，清热凉血，痈肿疮毒，温毒发斑	口诀：牡丹须与两佣伴 释义：牡丹非常娇气，必须与两个佣人相伴才可以
赤芍	止痛，活血，清热凉血，化瘀，清肝泻火	口诀：同伙吃勺凉鱼干活 释义：我的同伙吃了一勺放凉的鱼后开始干活
紫草	清热解毒，活血，凉血，透疹，消斑	口诀：紫草死活量真版 释义：紫草死活要量一量真版衣服的长度

五、清虚热药

第33组——青蒿、地骨皮、白薇

青　蒿	解暑，凉血，劳热骨蒸，截疟，退黄	口诀：青蒿鼠两骨节黄 释义：青蒿鼠腿上的两个骨节是黄色的
地骨皮	凉血，生津止渴，除蒸，清肺降火	口诀：两斤地骨可蒸废 释义：两斤地骨皮放锅里蒸废了
白　薇	骨蒸劳热，清热凉血，解毒疗疮，利尿通淋	口诀：白薇菇凉独闯鸟林 释义：白薇姑娘独自一人闯进了鸟林 *菇凉：姑娘

第34组——银柴胡、胡黄连

银柴胡	除疳热，清虚热	口诀：胡胡肝虚，脸湿热 释义：胡胡同学肝虚，所以脸总是湿热
胡黄连	除疳热，清虚热，清湿热	

第三章　泻下药

一、攻下药

第35组——大黄、芒硝

药名	功效	背诵诀窍
大黄	退黄，泻下攻积，破痰实，利湿降浊，解毒，通脏腑，清热泻火，凉血，湿热痢疾，逐瘀通经	口诀：大黄鸡谈诗，捉杜甫请两鲤鱼精 释义：大黄鸡想跟别人谈诗，就捉来杜甫并请了两个鲤鱼精
芒硝	咽痛，泻下，乳痈肠痈，消肿，软坚，通便，润燥，清热	口诀：芒硝咽下臃肿剑变燥热 释义：芒硝咽下了一条外形臃肿的剑鱼以后变得浑身燥热

第36组——番泻叶、芦荟

	功效	背诵诀窍
番泻叶	利水，泻下通便，行滞	口诀：番泻叶，水下边行 释义：番泻叶在水下边行走
芦荟	泻下通便，泻火，清肝，杀虫，疗疳	口诀：炉灰下边火，干虫干 释义：炉灰下边还有火星，把一只已经烘干的虫又烘干了一次

二、润下药

第37组——火麻仁、郁李仁

火麻仁	补虚滋养，润肠通便	口诀：麻仁不自唱
		释义：麻仁从来不自己唱歌
郁李仁	润肠通便，下气利水	口诀：李仁尝汽水
		释义：李仁尝了一下汽水的味道

三、峻下逐水药

第38组——大戟、甘遂、芫花

大　戟	消肿，祛痰，泻水逐饮，散结	口诀：十枣总（肿）谈水银，随机把芫花刻纱窗
甘　遂	消肿，祛痰，泻水逐饮，散结	释义：十个枣总是边谈谈论水银边干活，并随机把芫花刻在纱窗框上
芫　花	消肿，祛痰，泻水逐饮，止咳，杀虫疗疮	*十枣为十枣汤，包括此三味药；在"消肿，祛痰，泻水逐饮"基础上，大戟、甘遂多了散结功效，芫花多了止咳、杀虫疗疮功效

第39组——商陆、巴豆、牵牛子

| 商　陆 | 消肿逐水，散结解毒（外用），通利二便 | 口诀：上路中水把（人）堵二边 |
| | | 释义：上路中间的水把人堵在左右两边 |

巴 豆	峻下冷积，逐水消肿，祛痰利咽，蚀疮（外用）	**口诀：**巴豆君水中探岩石 **释义：**巴豆君在水中探索岩石
牵牛子	涤饮，逐水，消痰，泻下，杀虫攻积	**口诀：**牵牛饮水谈吓傻鸡 **释义：**牵着牛饮水的时候谈话把鸡吓傻了

第四章 祛风湿药

一、祛风寒湿药

第40组——独活

药名	功效	背诵诀窍
独活	祛风湿，解表，止痉痒，止痛，风寒湿痹	口诀：独活逢师表扬铜笔 释义：独活路上逢老师，老师表扬他用铜笔写的字很好看

第41组——川乌、草乌

川乌	跌打损伤，麻醉止痛，寒疝疼痛，温经止痛，祛风除湿	口诀：二乌跌麻山，问童风势 释义：二只乌鸦跌倒在麻山，飞不起来，就问一个孩童现在风势怎么样
草乌	跌打损伤，麻醉止痛，寒疝疼痛，温经止痛，祛风除湿	*小活络丹方歌前两句为川乌草乌 功效：小活络丹乌头热，祛风除湿通经络；地龙天南乳没研，活血止痛又化痰

第42组——木瓜、威灵仙、昆明山海棠

木瓜	和胃化湿，生津止渴，舒筋活络，消食	口诀：木瓜为十斤壳进了（络）池 释义：这些木瓜因为十斤的壳子太厚了，啃不动，被扔进了垃圾池

威灵仙	消骨鲠，通络，逐饮消痰，祛风湿，止痛	口诀：威灵仙姑落，因毯风湿痛 释义：威灵仙姑落在地上是因为常用飞毯得了风湿痛
昆明山海棠	祛风湿，活血止痛，续筋接骨	口诀：昆明山风湿，活动筋骨 释义：昆明的山风湿气重，要经常活动筋骨

第 43 组——蕲蛇、乌梢蛇

蕲 蛇	祛风，通络，止痉	口诀：二蛇取了（络）经
乌梢蛇	祛风，通络，止痉	释义：二蛇去西天取了经

二、祛风湿热药

第 44 组——秦艽、臭梧桐、海风藤

秦 艽	祛风湿，湿热黄疸，退虚热，舒筋络，止痹痛	口诀：秦风始皇许数笔筒 释义：穿着秦朝风格衣服的秦始皇允许数有几个笔筒
臭梧桐	降压，通经络，祛风湿，平肝	口诀：梧桐压了（络）风湿瓶 释义：梧桐树压住了一个装风湿药的瓶子
海风藤	祛风湿，通络，止痹痛	口诀：海风湿了（络）笔 释义：海风打湿了我的笔

第45组——络石藤、雷公藤、海桐皮

络石藤	凉血消肿，跌仆损伤，祛风通络	口诀：落石两种蝶疯了（络） 释义：落石的巨大声响把两种蝴蝶吓得疯了一样地飞舞
雷公藤	祛风湿，活血通络，解毒，杀虫，消肿止痛	口诀：雷公风师活了（络），独宠中通 释义：雷公和风师活了过来，唯独宠爱中通快递
海桐皮	杀虫止痒，祛风湿，通络，止痛	口诀：孩童皮，重阳风时摞桶 释义：这个孩童很顽皮，重阳节起风时在风中把桶摞起来玩 *儿子为苍耳子：儿子重阳风湿痛，但是不包括发散风寒、通鼻窍的功效

第46组——桑枝、豨莶草、防己

桑　枝	利关节，利水，祛风湿	口诀：三指关水封实 释义：用三根手指关掉水龙头并用力封实
豨莶草	利关节，祛风湿，解毒，降压	口诀：观风时细线堵牙 释义：观察风时被吹来的细线堵住了牙缝
防　己	消肿，止痛，利水，降压，祛风	口诀：防己总（肿）同水鸭疯 释义：防止总同水鸭疯玩

三、祛风湿强筋骨药

第47组——五加皮、桑寄生、狗脊

五加皮	补肝肾，强筋骨，祛风湿，利水	口诀：五家不抢冯氏水 释义：五家人从来不会抢冯氏的水
桑寄生	祛风湿，安胎，补肝肾，强筋骨，降压	口诀：系绳冯氏太不抢鸭 释义：正忙着系绳的冯氏老太太来不及抢鸭子
狗 脊	祛风湿，强腰膝，补肝肾	口诀：冯氏狗鸡腰细杆身 释义：冯氏养的狗和鸡腰很细，有着竹竿一样的身材

第五章 化湿药

第48组——苍术、厚朴

药名	功效	背诵诀窍
苍 术	带下，水肿，痰饮，明目，燥湿健脾，散寒祛风	口诀：苍术带水银明早见寒风 释义：苍术带着水银明早去见识寒风的冷冽
厚 朴	消痰燥湿，下气，除满，平喘	口诀：侯婆谈诗气漫川 释义：侯婆谈论诗词的时候才气弥漫山川

第49组——佩兰、藿香

药名	功效	背诵诀窍
佩 兰	发表解暑，开胃，芳香化湿，醒脾	口诀：佩兰表叔为房市疲 释义：佩兰的表叔因为房市的高价感到疲惫不堪
藿 香	和中（湿阻中焦），止呕，湿温初起，解暑，芳香化湿	口诀：藿香和我（呕）温叔想画师 释义：藿香和我温叔一起想画师

第50组——豆蔻、草豆蔻

豆 蔻	化湿行气，温中止呕，开胃消食，止泻	口诀：豆蔻十七问我（呕）魏氏鞋 释义：她豆蔻年华十七岁的时候问我魏氏做的鞋子美不美
草豆蔻	燥湿行气，温中止呕，止痢	口诀：草蔻早起问我（呕）梨 释义：落草为寇的土匪早起问我梨去哪了

第51组——砂仁、草果

砂 仁	化湿行气，温中，止泻，安胎	口诀：砂仁十七问卸胎 释义：砂仁十七岁的时候询问怎么卸车胎
草 果	温中燥湿，除痰截疟，脘腹胀痛	口诀：草果问早谭姐丈 释义：草果早起向谭姐的丈夫问早 * 草果可以治寒湿中阻引起的脘腹胀痛，不可以治气滞引起的脘腹胀痛

第六章　利水渗湿药

一、利水消肿药

第52组——猪苓、茯苓

药名	功效	背诵诀窍
猪　苓	渗湿，利水，带下，消肿	口诀：是谁带肿猪
茯　苓	渗湿，不寐，健脾，利水，宁心	口诀：茯苓师妹见水宁 释义：茯苓的师妹见到水就宁静了下来

第53组——薏苡仁、泽泻、香加皮

薏苡仁	解毒，排脓，散结，消肿，除痹，渗湿，清热，利水，健脾止泻	口诀：艺人毒龙（脓）霸总（肿）比试热水溅鞋 释义：艺人毒龙霸总是和别人比试用热水溅到鞋上面 *毒龙霸为虚构人名；霸为8，散结
泽　泻	化浊降脂，利水消肿，渗湿泄热	口诀：择些桌子（脂）水中（肿）试热 释义：选择些桌子，水中试一下水热不热

香加皮	祛风湿，强筋骨，利水消肿	口诀：冯氏金姑水中想家 释义：冯氏的金姑姑在水中游泳的时候突然想家了

二、利尿通淋药

第 54 组——车前子

车前子	通淋，清热，清肺，利尿，明目，止咳，清肝，止泻，渗湿，化痰	口诀：车前林惹飞鸟鸣，客赶写诗潭 释义：车前面的林子里是什么惹得飞鸟鸣叫呢？原来是有客人赶路去写诗潭

第 55 组——通草、木通、冬葵子

通　草	通气，暑温夹湿，清热，下乳，利尿	口诀：捅草七叔热如鸟 释义：捅草玩的七叔热得如同鸟一样扑扇
木　通	通经下乳，利尿通淋，清心火	口诀：静如鸟林新木桶 释义：请你安静的如同鸟林里面的那个新木桶一样
冬葵子	下乳，通淋，润肠，利尿	口诀：冬葵入林藏（肠）鸟 释义：冬葵进入树林把鸟藏起来

第 56 组——瞿麦

瞿 麦	破血通经，利尿通淋	口诀：去麦坡经鸟林 释义：去麦坡的时候要经过鸟林

第 57 组——灯心草、滑石

灯心草	清心火，利尿	口诀：等心鸟 释义：等待心上人的鸟
滑 石	利尿，收湿敛疮（外用），清热，通淋，解暑	口诀：花式尿湿床惹林叔 释义：这个小孩每天花式尿湿床，惹林叔生气

第 58 组——石韦、萆薢

石 韦	通淋，止咳，凉血止血，清肺，利尿	口诀：石林刻两只飞鸟 释义：石林里面刻了两只飞鸟
萆 薢	除痹，利湿，去浊，祛风	口诀：鼻血必是着风 释义：这个人流鼻血必定是因为着风了

第 59 组——海金沙、萹蓄、地肤子

海金沙	通淋，止痛，清热，利尿	口诀：拎桶清理金沙 释义：拎着桶去清理金沙 *此处"理"为利尿，未用尿的谐音

萹蓄	通淋，杀虫，止痒，利尿	口诀：萹蓄林，傻样鸟 释义：在萹蓄林中有一只一脸傻样的鸟
地肤子	通淋，利湿，清热，祛风止痒	口诀：递斧子临时惹疯羊 释义：给屠夫递把斧子临时把羊惹疯了

三、利湿退黄药

第60组——茵陈、金钱草

茵陈	利湿，清热，湿温，解毒，暑湿，疗疮，利胆退黄	口诀：因湿热稳读书床单黄 释义：因为在湿热天稳稳地坐在床上读书，床单都被汗渍染黄了
金钱草	通淋，消肿，解毒，利湿退黄	口诀：林中都（毒）是黄金钱 释义：树林中满地都是黄金钱

第61组——虎杖、珍珠草

虎杖	泄热通便，止咳化痰，清热解毒，利湿退黄，散瘀止痛	口诀：虎匾可担四黄鱼桶 释义：写着"虎"字的牌匾可以担四个装满了黄鱼的桶
珍珠草	利湿退黄，清热解毒，明目消积	口诀：珍珠草湿，黄寺鸣鸡 释义：清晨，珍珠草被露水打湿，远处黄寺里有一只正在打鸣的鸡

第七章　温里药

第62组——附子、肉桂

药名	功效	背诵诀窍
附 子	回阳救逆，补火，散寒，助阳，止痛	口诀：父子救火喊竹筒 释义：父亲和儿子救火的时候喊别人帮忙递竹筒打水
肉 桂	引火归原，补火助阳，通脉，温经，散寒止痛	口诀：肉桂园火柱，埋井喊桶 释义：肉桂园着火了，火柱冲天而起，坏人把井埋起来又喊外面的人拿桶灭火

第63组——干姜

干 姜	温肺化饮，温中散寒，回阳通脉	口诀：干姜会（肺）英（饮）文，喊回麦 释义：干姜会说英文，喊一回麦试一试能不能做网红

第64组——吴茱萸、丁香

吴茱萸	散寒止痛，降逆止呕，助阳止泻	口诀：乌猪与三桶酱藕煮羊蝎 释义：乌猪与三桶酱藕混在一起煮羊蝎子

丁　香	温中降逆，温肾助阳，食少吐泻	口诀：丁香问你剩（肾）羊蝎 释义：丁香问你剩下的羊蝎子在哪里

第65组——高良姜、小茴香、花椒

高良姜	温中止呕，散寒止痛，嗳气吞酸	口诀：高良问我（呕）三桶蒜 释义：高良问我要三桶蒜
小茴香	寒疝腹痛，散寒止痛，和胃理气	口诀：回香山三桶围棋 释义：回香山的时候带了三桶围棋 *香山为北京的一座山
花　椒	温中，杀虫，止痛，止痒	口诀：花椒蚊虫痛痒 释义：花椒树附近的蚊虫叮人叮得又痛又痒

第66组——胡椒、荜茇、荜澄茄

胡　椒	下气，温中散寒，消痰，开胃进食	口诀：胡教瞎问，汉叹为耻（食） 释义：这个人胡乱地教，那个人无目的地瞎问，一旁的汉子叹息一声，以此为耻 *因食与湿同音，此处以"吃"的谐音代表"食"，以免混淆
荜　茇	止痛，温中散寒，下气	口诀：笔筒纹汉，霸下承行 释义：这个笔筒表面纹着汉字，下面有一只霸下承负着它行走 *霸下：传说中的神兽，龙之第六子
荜澄茄	止痛，温中散寒，行气	

第八章　理气药

第 67 组——陈皮、青皮

药名	功效	背诵诀窍
陈皮	理气健脾，燥湿化痰，胸痹	口诀：陈皮七剑澡堂（痰）闭 释义：陈皮砍了七剑，澡堂就关闭了
青皮	疏肝破气，消积化滞，久疟痞块	口诀：青皮敢欺机智痞 释义：青皮敢欺负机智的痞子

第 68 组——枳实、枳壳、薤白

枳实	脏器下垂，破气，散结，除痞，化痰	口诀：掷石捶破八批坛 释义：扔掷石头捶破八批不合格的坛子
枳壳	食积不化，脏器下垂，理气宽中，行滞消胀	口诀：纸壳即吹气款纸张 释义：纸壳即是吹气款的纸张
薤白	通阳散结，行气导滞，泻痢	口诀：写白羊把旗倒立 释义：写一个白羊把旗子倒着立起来的故事

第69组——大腹皮、木香

大腹皮	利水消肿，行气宽中	**口诀**：大腹水肿形宽 **释义**：大腹便便是因为水肿使形体宽胖
木　香	黄疸，疝气疼痛，泻痢，行气，健脾，止痛，行气，食积不消	**口诀**：木香黄山里，七剑同行驰 **释义**：木头的香气飘散在黄山里，七剑同行，走得飞驰电掣 *此处七剑为小说《七剑下天山》里面的七个主人公 *因食与湿同音，此处以"吃"的谐音代表"食"，以免混淆

第70组——乌药、沉香、檀香

乌　药	止痛，行气，散寒，温肾	**口诀**：勿要同妻喊甚 **释义**：不要对你的妻子喊得太大声
沉　香	止痛，平喘，行气，温中，止呕，纳气	**口诀**：沉香同船，醒问呕哪 **释义**：沉香与我同船，睡醒了问我可以呕吐在哪里
檀　香	行气温中，开胃止痛	**口诀**：檀香醒问为痛 **释义**：檀香醒来问我为什么脑袋痛

第71组——荔枝核

荔枝核	散结，散寒止痛，行气	**口诀**：荔枝和八汉同行 **释义**：荔枝和八个汉子同行

第72组——川楝子、香附

川楝子	泄**热**，疏肝，杀虫疗癣（外用），止痛，行气	口诀：川楝子谢叔沙县同行 释义：川楝子感谢叔叔在沙县和他同行
香 附	调经止痛，解郁，疏肝，调中，理气	口诀：香附经痛，遇叔调理 释义：香附经痛，正好遇到学医的叔叔帮助调理一下

第73组——甘松、梅花、玫瑰花

甘 松	消肿祛湿（外用），开郁醒脾，止痛，行气	口诀：甘松总（肿）是与痞同行 释义：甘松总是与痞子同行
梅 花	解郁，散结，疏肝，和中，化痰	口诀：梅花与八叔和谈 释义：梅花与八叔和谈了
玫瑰花	疏肝，止痛，解郁，和血	口诀：玫瑰花束同雨雪 释义：玫瑰花束一同经历雨雪

第74组——佛手、香橼

佛 手	解郁，理气，疏肝，燥湿，和中，化痰	口诀：佛愿与李叔找（燥）河滩 释义：佛愿意与李叔找一个河滩休息
香 橼	解郁，理气，疏肝，燥湿，和中，化痰	

第75组——柿蒂、刀豆

柿 蒂	降气止呃	口诀：帝企鹅，到沈阳终
刀 豆	降气止呃，温肾助阳，温中	释义：这只帝企鹅，到了沈阳才是终点

第九章 消食药

第 76 组——山楂、莱菔子

药名	功效	背诵诀窍
山 楂	泻痢腹痛，化浊降脂，散瘀，健胃，行气，消食	口诀：山里捉只（脂）鱼喂妻吃 释义：去山里捉只小鱼喂给妻子吃 *：此处"只"为"脂"，不是止血，请注意区别记忆
莱菔子	降气化痰，除胀，消食，积滞泻痢	口诀：来福讲探长吃梨 释义：来福给大家讲探长吃梨的故事

第 77 组——鸡内金

药名	功效	背诵诀窍
鸡内金	化石，消食，涩精止遗，健胃，通淋	口诀：鸡内金化石，萧瑟忆为鳞 释义：随着时间的流逝，鸡内金都化成了石头，萧瑟的回忆也成为了只鳞片羽的零星片段

第 78 组——麦芽、六神曲、稻芽

药名	功效	背诵诀窍
麦 芽	健脾胃，解郁，回乳消胀，消食，肝气郁滞	口诀：监狱卖牙，入账吃干鱼 释义：在监狱里卖假牙，用入账的钱去买干鱼吃

六神曲	消食，解表，和胃，退热	口诀：（听了）神曲，痴姐胃热 释义：听了这首神奇的曲子，痴迷音乐的姐姐激动得胃热
稻　芽	开胃，和中，消食，健脾	口诀：为何吃剑倒牙 释义：为何吃剑鱼会酸倒牙

第十章　驱虫药

第79组——使君子、雷丸

药名	功效	背诵诀窍
使君子	杀虫消积	口诀：十累傻鸡
雷　丸	杀虫消积	释义：十只累傻了的鸡

第80组——槟榔、榧子

槟　榔	积滞泻痢，杀虫消积，消食导滞（焦），截疟，行气，利水	口诀：槟榔里傻鸡，吃纸借汽水 释义：槟榔林里有只傻鸡，吃纸的时候借汽水喝
榧　子	润肺，消积，止咳，润肠通便，杀虫	口诀：妃子飞机客长沙 释义：妃子乘飞机做客长沙

第81组——南瓜子、鹤草芽、苦楝皮

南瓜子	杀虫	口诀：南沙河边 *后一味药鹤草芽包括了南瓜子的功效
鹤草芽	杀虫，泻下通便	
苦楝皮	杀虫，疗癣	口诀：苦练沙县 释义：苦练做沙县小吃的厨艺

第十一章 止血药

一、凉血止血药

第82组——大蓟、小蓟

药名	功效	背诵诀窍
大　蓟	凉血止血，散瘀消痈解毒	口诀：大鸡两只鱼，勇渡小鸟林 释义：大鸡和两只鱼，勇敢地渡过小鸟林
小　蓟	凉血止血，散瘀消痈解毒，利尿通淋	

第83组——地榆、侧柏叶

地　榆	凉血止血，解毒敛疮	口诀：地狱两只堵窗 释义：地狱里面有两扇堵住的窗户
侧柏叶	收敛止血，化痰止咳，止血，生发，凉血，乌发	口诀：白爷练坦克，只剩凉屋 释义：白爷去练习开坦克了，只剩下冰凉的屋子

第84组——苎麻根、槐花

苎麻根	清热解毒，凉血止血，安胎	口诀：猪妈撕两只胎 释义：猪妈妈力气很大，撕开了两只轮胎

槐　花	凉血，头痛眩晕，肝热目赤，清肝泻火，止血	口诀：两头目干活只坏话 释义：两个头目在干活的时候只是说坏话

第 85 组——白茅根

白茅根	清肺胃热，凉血止血，黄疸，清热利尿	口诀：白猫非喂两只黄鸟 释义：白猫非得喂两只黄色的鸟

二、化瘀止血药

第 86 组——三七、茜草、蒲黄

三　七	补虚强壮，止血，跌打损伤，消肿定痛，化瘀	口诀：三七不强壮，只打肿痛鱼 释义：三七不强壮，只能打已经被别人打得浑身肿痛的鱼
茜　草	风湿痹痛，凉血止血，化瘀，通经	口诀：茜草逼两只鱼静 释义：茜草逼迫两只鱼安静一点，不要吐泡泡
蒲　黄	血淋，止血，收敛，利尿，化瘀	口诀：蒲黄拎只恋鸟鱼 释义：蒲黄拎了一只迷恋鸟的鱼

三、收敛止血药

第 87 组——白及

白　及	生肌消肿，收敛止血	口诀：白鸡集中恋纸 释义：这些白鸡集中地恋上了纸

第88组——紫珠草、仙鹤草

紫珠草	凉血止血，解毒，散瘀，收敛，水火烫伤，消肿	口诀：自助两只毒鱼手烫肿 释义：吃自助餐拿了两只毒鱼，不小心把手烫肿了
仙鹤草	止血，解毒，杀虫止痒，截疟，补虚，收敛，止痢	口诀：仙鹤制度重阳节不收礼 释义：仙鹤定了制度，重阳节不收礼

第89组——棕榈炭、血余炭

棕榈炭	收敛止血，止泻，止带	口诀：手指总捋鞋带学鸟语 释义：我学习鸟语的时候，总是习惯用手指捋鞋带
血余炭	收敛止血，利尿，化瘀	

四、温经止血药
第90组——艾叶、炮姜、灶心土

艾 叶	祛湿止痒（外用），散寒，止血，调经，安胎，温经	口诀：唉！师养三只调台蚊 释义：唉！老师养了三只会调电视台的蚊子
炮 姜	止痛，止血，温经，温中	口诀：炮姜同志文静稳重 释义：炮姜同志又文静又稳重
灶心土	止泻，止血，止呕，温中	口诀：造新鞋子（止）我（呕）稳重 释义：正在制造新鞋子的我很稳重

第十二章　活血化瘀药

一、活血止痛药

第 91 组——延胡索、川芎

药名	功效	背诵诀窍
延胡索	活血，行气，止痛	口诀：雁豁行，同雄风
川　芎	活血，行气，止痛，祛风	释义：大雁豁然飞行，同雄风一起直上九天

第 92 组——郁金

郁　金	行气解郁，热病神昏，倒经，凉血，止痛活血，清心，退黄	口诀：郁金气郁昏倒，两同伙心慌 释义：郁金姐姐因为气郁昏倒了，两个同行的伙伴非常心慌

第 93 组——姜黄

姜　黄	破血，止痛，行气，通经，风湿痹证，胸痹，胸胁刺痛，风湿肩痛	口诀：姜婆同行京，风湿胸胁肩 释义：姜婆与我同行至北京，风雨打湿了我们的胸胁和肩部

第94组——乳香、没药

乳 香	消肿生肌，活血定痛	口诀：如墨肿鸡活动（痛）
没 药	消肿生肌，活血定痛	释义：漆黑如墨的肿鸡四处活动

第95组——五灵脂、降香

五灵脂	止血，化瘀，止痛，活血	口诀：五只鱼同活 释义：五只鱼共同生活
降 香	止血，和中，降气，化瘀，止呕，理气，止痛，辟秽	口诀：将箱子（止）中奖旗与我（呕）李齐同挥 释义：将箱子中奖旗给与我，让我与李齐共同挥舞

二、活血调经药

第96组——丹参

丹 参	安神除烦，通经，祛瘀止痛，活血，凉血，消痈	口诀：单身俺烦，竟与同学两拥 释义：因为单身俺特别烦，竟然与同学两个人拥抱在一起哭泣

第97组——益母草、泽兰

益母草	皮肤痒疹，清热解毒，利尿消肿，调经，活血	口诀：一母养四鸟总（肿）进（经）货 释义：一个母亲养四只鸟很费粮食，总是进货

续表

泽 兰	调经，利水消肿，活血化瘀，消痈	口诀：<u>择南</u>（兰）京水中活鱼用 释义：选择南京水中的活鱼用来做菜

第98组——鸡血藤、牛膝

鸡血藤	舒筋活络，调经止痛，补血行血	口诀：输了（络）<u>鸡血</u>经痛不行 释义：不小心输了鸡血，神经痛得不行
牛 膝	强筋骨，补肝肾，引血下行，利水通淋，逐瘀通经	口诀：<u>牛膝</u>筋骨干甚，因水淋瘀经 释义：牛哥的膝盖处筋骨干瘦的厉害，是因为被水淋了以后经络瘀住了

第99组——红花、桃仁、王不留行

红 花	祛瘀止痛，活血通经，斑疹色暗，喉痹，目赤肿痛，疮疡肿毒，眩晕，回乳	口诀：<u>红花</u>与同伙竟搬厚木床运入 释义：红花与同伙竟然两个人就搬了厚木床运入了客户家
桃 仁	肺痈肠痈，活血祛瘀，润肠通便，平喘，止咳	口诀：<u>陶人</u>拥活鱼藏（肠）船壳 释义：一个陶人拥抱着一只活鱼藏在船壳里
王不留行	通经，利尿通淋，消痈下乳，活血	口诀：<u>王不留行</u>，经鸟林用汝货 释义：大王从来不留行，经过鸟林的时候用了你的货物

三、活血疗伤药

第100组——血竭、儿茶

血 竭	定痛，敛疮，止血，活血，生肌，化瘀	口诀：学姐同窗治活鲫鱼，儿时谈飞 释义：学姐的同窗治活了一只鲫鱼，他们儿时曾一起谈论飞翔的梦想
儿 茶	定痛，敛疮，止血，活血，生肌，化瘀，收湿，化痰清肺	

第101组——苏木、骨碎补

苏 木	祛瘀，消肿，活血，定痛	口诀：木鱼总（肿）活动（痛） 释义：木鱼总是活动
骨碎补	补肝肾，强筋骨，止痛，活血，消风，祛斑	口诀：骨碎不强，同伙分（风）班 释义：骨头碎了所以不强壮，同伙嫌弃就分班了，不跟骨头碎的人同班

第102组——土鳖虫、自然铜

土鳖虫	逐瘀，续筋，破血，接骨	口诀：土鳖虫遇金破骨 释义：土鳖虫遇到了金子，撞破了骨头
自然铜	止痛，逐瘀，续筋接骨	口诀：自然铜遇金鼓 释义：自然铜遇到了镶金边的鼓

第 103 组——马钱子、刘寄奴

马钱子	散结，止痛，通络，消肿	口诀：八马同路（络）中 释义：八匹马一同站在路中央 * "八" 为散结
刘寄奴	赤白痢疾，散瘀止痛，止血，通经，化积，疗伤，消食，破血	口诀：刘寄努力与同志竞技，上齿破 释义：刘寄努力与同志比赛竞技，因为太使劲把上牙齿都嗑破了

四、破血消癥药

第 104 组——三棱、莪术

三　棱	止痛，消积，破血行气	口诀：三鹅同鸡婆行 释义：三只鹅同鸡婆婆一起行走
莪　术	止痛，消积，破血行气	

第 105 组——水蛭、虻虫、斑蝥

水　蛭	消癥，破血逐瘀，通经	口诀：争破鱼、谁竟猛击斑八堵窗 释义：几个人争一条破鱼，是谁竟然猛击斑里八堵墙上的窗子
虻　虫	消癥，破血逐瘀，散积	
斑　蝥	消癥，破血逐瘀，散结，攻毒蚀疮	

第106组——月季花

月季花	疏肝，活血，解郁，调经，消肿解毒	口诀：月季花干活遇井中毒 释义：月季花姐姐干活的时候遇到了一口井，喝了其中的水后中毒了

第107组——银杏叶

银杏叶	止痛，活血，敛肺平喘，高血压，胸痹心痛，中风	口诀：银杏同伙练飞船，高压心痛中风 释义：银杏的同伙练习开飞船，因舱内高压感觉心痛，然后中风了

第十三章　化痰止咳平喘药

一、温化寒痰药

第 108 组——半夏、天南星

药名	功效	背诵诀窍
半　夏	降逆止呕，燥湿化痰，散结消痞	口诀：板下你我（呕）遭谭扒皮 释义：藏在板子下面的你和我还是遭遇了谭扒皮 *扒皮：旧社会对恶霸地主的蔑称，如周扒皮
天南星	燥湿化痰，散结消肿，祛风解痉	口诀：天南早谈八种风景 释义：来自天南海北的几个人在早晨谈看过的八种风景

第 109 组——白芥子

白芥子	温肺化痰，利气散结，通络止痛	口诀：白姐飞毯七八摞桶 释义：白姐的飞毯上放了七八摞桶

第110组——白前、旋覆花

白 前	降气，消痰，止咳	口诀：白前讲坦克 释义：白前给大家讲坦克的知识
旋覆花	降逆止呕，消痰，降气，行水	口诀：选你我（呕）谈降水 释义：选择你我二人来谈什么时候才会降下雨水

第111组——皂荚、白附子

皂 荚	通窍，祛痰，散结，祛风，杀虫，止痒，消肿，通便	口诀：造假桥谭八封杀杨总（肿）编 释义：造假桥的谭八封杀了杨总编，不让他报道这件事
白附子	解毒散结，止痛，燥湿化痰，祛风止痉	口诀：白父子读吧同早谈风景 释义：姓白的父子在读吧同早来的人谈论外面的风景

二、清化热痰药

第112组——川贝母、浙贝母

川贝母	散结消痈，化痰，止咳，清热，清肺	口诀：霸用坦克惹船飞着渡 释义：恶霸用坦克在岸边排列，惹得船只能飞着渡河
浙贝母	散结消痈，化痰，止咳，清热，解毒	

第 113 组——瓜蒌、胖大海

瓜 蒌	宽胸，清热，散结，润肠通便，涤痰，痈病	口诀：褂宽热巴长滩泳 释义：衣褂宽松的热巴在有着长滩的海里游泳
胖大海	化痰，清肺，利咽开音，润肠通便	口诀：大胖谈肺炎音变 释义：大胖谈到肺炎的时候因为害怕声音都变了 *"大胖"为"胖大海"前两个字倒过来

第 114 组——竹茹、竹沥

竹 茹	安胎，止血，除烦止呕，凉血，清热化痰	口诀：竹茹太子（止）烦我（呕）两热毯 释义：竹茹太子烦我竟然铺着两个电热毯
竹 沥	定惊开窍，清热化痰	口诀：助理顶开热毯 释义：助理用头顶开电热毯

第 115 组——天竺黄、胆南星

天竺黄	定惊，清心，清热化痰	口诀：天竺黄静新热毯 释义：天竺的黄静买了新电热毯
胆南星	息风止痉，清热化痰	口诀：胆南星洗净热毯 释义：胆南星洗干净了电热毯

第 116 组——前胡、礞石

前 胡	疏散风热，降气化痰	口诀：<u>前湖散风热气潭</u> 释义：去前湖散风，看到了冒着热气的水潭
礞 石	坠痰下气，镇惊，平肝	口诀：<u>礞石坠，七井平</u> 释义：礞石坠落，把七口井都填平了

第 117 组——桔梗、昆布、海藻

桔 梗	宣肺，通利二便，祛痰，利咽排脓	口诀：<u>桔梗妃耳边谈烟农</u> 释义：桔梗的妃子在他耳边谈烟农的事
昆 布	利水消肿，散结，消痰，软坚	口诀：<u>水中八团（痰）软布燥</u> 释义：想把水中的八团软布晒干燥
海 藻	利水消肿，散结，消痰，软坚	

第 118 组——黄药子

黄药子	化痰止咳，散结，凉血止血，消瘿，平喘，清热解毒	口诀：<u>黄药（师）坦克把两只鹰穿死</u> 释义：黄药师驾驶坦克把两只鹰射穿而死 * 黄药师：金庸小说人物

第 119 组——海浮石、海蛤壳

海浮石	利尿通淋，软坚散结，清肺化痰	口诀：俯视鸟林见八飞毯，海哥床湿酸痛
		释义：俯视鸟林的时候见到了八个飞毯，海哥的床很潮湿睡得浑身酸痛
海蛤壳	利尿通淋，软坚散结，清肺化痰，敛疮，收湿，制酸止痛	

三、止咳平喘药

第 120 组——苦杏仁、紫苏子

苦杏仁	暑温，止痒，杀虫，润肠通便，止咳平喘	口诀：杏树养虫常咳喘
		释义：在杏树上养虫子，搞得自己经常咳喘
紫苏子	化痰止咳，润肠通便，降气，平喘	口诀：支书子坦克厂讲船
		释义：支书的儿子在坦克厂里面讲怎么造船

第 121 组——马兜铃、洋金花

马兜铃	清肺平喘，降压，清肠消痔，化痰，止咳	口诀：妈斗飞船压制坦克
		释义：妈妈很厉害，能一边斗飞船一边压制坦克
洋金花	平喘，止咳，止痉，镇痛	口诀：杨进划船磕镜筒
		释义：杨进划船的时候不小心磕到了镜筒

第 122 组——紫菀、百部、款冬花

紫 菀	润肺，止咳，下气，化痰止咳	口诀：紫菀百部款冬花，润肺止咳下气佳，紫花坦克百步杀
百 部	润肺，止咳，下气，杀虫	
款冬花	润肺，止咳，下气，化痰止咳	释义：紫菀百部款冬花，用来润肺止咳下气一等佳，紫花坦克离着百步远都能杀敌 *紫花为紫菀、款冬花

第 123 组——枇杷叶

枇杷叶	清肺，降逆止呕，止咳	口诀：非你我（呕）可 释义：不是你的话我也可以，并不是非你不可 *《项脊轩志》："庭有枇杷树，吾妻死之年所手植也，今已亭亭如盖矣。"枇杷树代表了项脊轩对老妻的怀念。此处药材为枇杷叶，取非你我可的类比记忆

第 124 组——葶苈子、桑白皮

葶苈子	泻肺平喘，利水消肿	口诀：飞船水中立，桑白赶鸭子（止）
桑白皮	泻肺平喘，利水消肿，清肝降压，止血	释义：飞船在水中矗立，桑白赶鸭子远离这里

第 125 组——白果

白　果	缩尿止带，化痰，敛肺，定喘	口诀：白果锁带谈练飞船 释义：白果锁上安全带后才开始谈怎么练习开飞船

第十四章 安神药

一、重镇安神药

第 126 组——朱砂、琥珀

药名	功效	背诵诀窍
朱砂	镇惊，清心，咽喉肿痛，解毒，明目，安神	口诀：<u>朱砂真心研读命案</u> 释义：朱砂为了破案是真心地在研读这起命案的卷宗
琥珀	镇静安神，活血化瘀，利尿通淋	口诀：<u>湖泊真暗，活鱼鸟林</u> 释义：湖泊周围光线真暗，几条活鱼和幽暗的鸟林相映成趣

第 127 组——磁石、龙骨

磁石	平肝，镇惊，潜阳，安神，纳气平喘，明目，聪耳	口诀：<u>此石瓶真浅，俺拿船木耳</u> 释义：此石瓶真是太浅了，不实用，俺还是拿一船木耳吧
龙骨	收敛固涩，潜阳，滑脱诸症，安神，自汗盗汗，镇惊，平肝	口诀：<u>龙姑脸色欠妥，俺喊震瓶</u> 释义：龙姑脸色欠妥，俺喊人来帮忙，声音太大震动了瓶子

二、养心安神药

第 128 组——酸枣仁、柏子仁

酸枣仁	生津，敛汗，安神，养心益肝	口诀：枣仁仅喊俺心肝
		释义：枣仁只喊俺心肝，不喊俺名字
柏子仁	止汗，润肠通便，养心安神	口诀：百人喊，便心安
		释义：有一百个人喊着给我加油，我便心安，不紧张了

第 129 组——首乌藤

| 首乌藤 | 祛风通络，安神，养血，止痒 | 口诀：首乌疼疯了（络），俺学羊 |
| | | 释义：首乌快要疼疯了，俺学羊叫哄他开心 |

第 130 组——灵芝、合欢皮、远志

灵　芝	补气安神，平喘，止咳	口诀：领旨不起，俺喘咳
		释义：领旨以后倒地不起，吓得俺喘咳病又犯了
合欢皮	解郁安神，消肿，活血	口诀：姐与俺总（肿）获欢
		释义：姐姐与俺在一起的时候总是能收获欢乐
		* 获欢谐音亦为合欢，方便记忆
远　志	消肿散痈，安神，祛痰，益智，交通心肾，开窍	口诀：远志总（肿）用暗探指交通桥
		释义：远志总雇用暗探去指着交通桥

第十五章　平肝息风药

一、平抑肝阳药

第131组——石决明、珍珠母、珍珠

药名	功效	背诵诀窍
石决明	平肝潜阳，清肝明目	口诀：石决瓶，浅干明；煅决明，手指酸痛 释义：这个石决瓶又浅又干燥，但是很明亮；为了炮制煅决明，手指搞得酸痛
煅决明	收敛，止血，制酸止痛	
珍珠母	镇惊安神，明目退翳，燥湿收敛，平肝潜阳	口诀：珍珠母真暗，名医师怜瓶浅 释义：这颗珍珠母色泽真暗，名医师怜惜装珍珠母的瓶子浅
珍　珠	安神定惊，解毒，润肤祛斑，生肌，明目消翳	口诀：珍珠安静独扶积木 释义：珍珠性格安静，独自一人扶着积木

第132组——代赭石、牡蛎

代赭石	凉血止血，重镇降逆，平肝潜阳	口诀：这是两只真泥瓶 释义：这是两只真正的泥瓶

续表

牡 蛎	安神，软坚，潜阳补阴，散结，重镇，收敛固涩，制酸止痛（煅）	口诀：俺目里见千人拔针，脸色酸痛 释义：俺的双目看见上千人在做拔罐针灸，他们的脸色显示全身酸痛

第133组——罗布麻叶、刺蒺藜

罗布麻叶	平肝安神，利尿，清热	口诀：平安鸟惹萝卜（布） 释义：平安鸟惹萝卜生气
刺蒺藜	平肝解郁，祛风，下乳，止痒，明目，活血	口诀：李平驭风入阳明活 释义：李平驭风入阳明经才活下来

二、息风止痉药

第134组——羚羊角、牛黄

羚羊角	清热解毒，清肺热，清肝明目，息风，止痉，平肝	口诀：羚羊寺非赶明洗净瓶 释义：羚羊寺非得赶到明天才洗菩萨的净瓶
牛 黄	清热解毒，醒神，开窍，清心，凉肝息风，豁痰	口诀：牛黄似醒瞧新凉席瘫 释义：牛黄睡得似醒非醒的，瞧到新凉席马上瘫坐上去

第135组——天麻、钩藤

天　麻	息风，止痉，平肝潜阳，祛风通络	口诀：天麻钩藤洗净瓶，天麻疯了（络），钩藤偷鞋惹出警
钩　藤	息风，止痉，平肝潜阳，透邪，清热，止搐，定惊	释义：天麻钩藤一起洗净瓶，天麻累疯了，钩藤偷鞋惹得警察出警

第136组——全蝎、蜈蚣

全　蝎	息风，止痛，攻毒，散结，镇痉，通络	口诀：全蝎蜈蚣喜同读八经络
蜈　蚣	息风，止痛，攻毒，散结，镇痉，通络	释义：全蝎蜈蚣喜欢一同读八条经络的巡行图

第137组——僵蚕、地龙

僵　蚕	散结，止痛，息风止痉，祛风，化痰，止痒	口诀：僵蚕八桶洗净封坛养 释义：取八桶僵蚕洗干净，封在坛子里养
地　龙	定惊，息风，清热，通络，平喘，降压，利尿	口诀：地龙定风，惹了（络）船鸦乌 释义：地龙定住了狂风，惹怒了一船想乘风起飞的乌鸦鸟

第十六章　开窍药

第138组——麝香、苏合香

药名	功效	背诵诀窍
麝香	催产，开窍，止痛，活血，消肿，醒神，通经	口诀：蛇想缠桥同伙总（肿）神经 释义：蛇想缠住桥，同伙却总是犯神经病阻止它
苏合香	开窍醒神，止痛，化浊，温通散寒，辟秽	口诀：苏合想敲醒同桌问散会 释义：苏合想敲醒同桌问什么时候散会

第139组——冰片、石菖蒲

药名	功效	背诵诀窍
冰片	醒神，清热解毒，开窍，防腐，生肌，止痛；喉痹，胸痹，口疮，目赤肿痛，耳道流脓	口诀：冰神四桥腹肌痛，猴兄抠木耳 释义：冰神在四桥上突然腹肌痛，猴兄去抠点木耳给他治病
石菖蒲	开窍，醒神益智，豁痰，化湿和胃，健忘，耳聋耳鸣，不寐，噤口痢	口诀：石桥神医谈十位王，二妹噤口 释义：石桥上的神医谈十位王侯的功绩，二妹噤口不说话

第十七章　补益药

一、补气药

第140组——太子参、刺五加、山药

药名	功效	背诵诀窍
太子参	补气健脾，润肺，生津	口诀：太子七剑费劲 释义：太子太虚了，刺七剑都费劲
刺五加	益气健脾，补肾安神，健忘，久咳虚喘，不寐	口诀：刺五家七剑审案忘传妹 释义：刺五家人七剑然后审案，却忘了传唤妹妹
山药	补肾涩精，补脾益胃，生津益肺	口诀：山药深色皮围巾飞 释义：山药深色的皮围巾被风吹飞了

第141组——白术、白扁豆

药名	功效	背诵诀窍
白术	健脾益气，燥湿，止汗，利尿，安胎，止泻，止带	口诀：白猪脾气燥，喊乌太懈怠 释义：白猪脾气暴燥，喊：乌太懈怠了！
白扁豆	消暑，和中，补脾，化湿，止带	口诀：小鼠何不拾袋白扁豆 释义：小鼠为何不拾一袋白扁豆储存起来过冬呢

第 142 组——绞股蓝、甘草

绞股蓝	清热解毒，益气健脾，化痰止咳	口诀：叫 47 批坦克 释义：呼叫 47 批坦克兵去打仗
甘　草	止痛，清热解毒，化痰止咳，调和诸药，缓急，补脾益气	口诀：甘草同四坦克调和急脾气 释义：甘草同四辆坦克去调和急脾气人们的矛盾

第 143 组——红景天、沙棘、大枣

红景天	益气健脾，活血通脉，清肺，平喘，止咳	口诀：景天七剑，货卖飞船客 释义：景甜的货物有七口剑，这些货物都卖给了飞船来客
沙　棘	活血化瘀，健脾消食，祛痰，止咳	口诀：杀鸡活鱼见驰坦克 释义：在杀鸡和活鱼的时候见到了正在奔驰的坦克
大　枣	补中益气，护胃制毒，养血安神	口诀：大旱播（补）一起喂毒血案 释义：大旱上新闻频道就播放了一起喂毒致死的血案

第 144 组——黄芪

黄　芪	升阳，补气健脾，举陷，止汗，托毒排脓，益卫，通痹，利尿，消肿，生肌，生津，养血，行滞，敛疮，固表	口诀：黄旗升，七剑仙喊毒龙（脓）卫比鸟，肿鸡金靴行窗表 释义：黄旗升，七名剑仙喊毒龙卫一起比谁养的鸟好看，旁边只有只臃肿的鸡穿着金靴行走在窗户表面

第 145 组——西洋参、党参、人参

西洋参	养阴,清热生津,补气	口诀:西洋人(阴)热生气 释义:西洋人因为太热生气了
党 参	益肺,补脾,补血,生津	口诀:党参党参,肺脾血津,人参人参,俺制拖鞋卖郑源 释义:党参党参,肺脾血津,人参人参,俺制造拖鞋卖给郑源穿
人 参	益肺,补脾,补血,生津,安神益智,固脱,祛邪,复脉,扶正,大补元气	

二、补血药

第 146 组——当归、龙眼肉

当 归	止痛,活血,补血调经,润肠通便	口诀:同伙不经常当龟 释义:我的同伙不是经常当缩头乌龟
龙眼肉	安神,补益心脾,养血	口诀:龙咽俺新皮靴 释义:这条龙咽下了俺的新皮靴

第 147 组——何首乌

何首乌	生用:截疟,润肠通便,消痈,解毒 制用:乌须发,益精血,化浊降脂,肢体麻木,崩漏带下,补肝肾,强筋骨	口诀:圣手乌姐常用毒,执手乌乌静雪捉麻袋补墙 释义:妇科圣手乌姐常用毒药来以毒攻毒,执手乌乌在安静的雪景中随手拿个麻袋补墙 *制首乌不包括生首乌功效

第 148 组——阿胶、白芍

阿 胶	润肺，补血，止血，滋阴，妊娠胎漏	口诀：阿飞靴子（止）印台 释义：阿飞靴子脚印印在舞台上
白 芍	柔肝止痛，敛阴止汗，平抑肝阳，养血调经	口诀：白少肉痛因汉平雪景 释义：白少爷感觉肌肉痛是因为走了很多路去欣赏汉平的雪景

第 149 组——熟地

熟 地	养阴补血，填精益髓	口诀：熟人（阴）靴，田径碎 释义：借熟人的靴子穿，结果田径比赛的时候破碎了

三、补阴药

第 150 组——北沙参、南沙参

北沙参	养阴，益胃，清肺，生津	口诀：因为费劲背，男神叹气 释义：因为费劲背东西，男神叹气
南沙参	养阴，益胃，清肺，生津，化痰，补气	

第 151 组——石斛

石 斛	补腰膝，益胃，滋阴，清热，生津，明目，骨蒸劳热	口诀：不要为饮十壶热津枯 释义：不要因为给大树饮用了十壶热水而让它津失枯萎 *枯：拆开为"木"及"古"，明目，骨蒸劳热

第 152 组——天冬、麦冬

天 冬	生津，清肺，养阴润燥，骨蒸潮热	口诀：天津飞鹰（阴）凿骨 释义：天津的一只飞鹰在凿骨头
麦 冬	润肠通便，养阴润肺，清心除烦，益胃生津	口诀：麦兜（冬）常因肥心烦围巾 释义：麦兜常常因为肥胖心烦围巾怎么搭配 ＊麦兜：中国香港在全球知名的卡通动漫形象

第 153 组——百合、黄精

百 合	养阴润肺，清心安神	口诀：百合因肥心安 释义：百合因为肥胖很心安
黄 精	养阴，健脾，补气，益肾，润肺	口诀：黄静因脾气身肥 释义：黄静因脾气不好身体肥胖

第 154 组——玉竹、桑椹

玉 竹	润燥，养阴，生津止渴	口诀：早吟预祝荆（津）轲 释义：一大早吟诗预祝荆轲刺秦王成功
桑 椹	生津润燥，润肠通便，滋阴补血	口诀：桑椹今早便隐血 释义：桑椹今早去医院查大便隐血

第 155 组——龟甲、鳖甲

龟甲	健骨，补心，养血，止崩，益肾，潜阳，固经，滋阴	口诀：归家见姑新靴蹦，沈阳姑静音 释义：归家的我见到姑姑的新靴羡慕地蹦了起来，来自沈阳见惯各种皮货的姑姑却静音不说话
鳖甲	软坚，除蒸，潜阳，散结，滋阴，退热	口诀：别见蒸羊八人（阴）退 释义：别见到要蒸羊怕累着，八个人就全都后退

第 156 组——女贞子、墨旱莲、枸杞子

女贞子	滋补肝肾，明目乌发	口诀：女子摸狗补肝肾，女子乌发明目，摸两只，狗精明 释义：女子偷摸地给狗补肝肾，女子乌发明目很漂亮，经常抚摸两只狗，狗也变得精明了
墨旱莲	滋补肝肾，凉血止血	
枸杞子	滋补肝肾，益精明目	

四、补阳药

第 157 组——淫羊藿、巴戟天、仙茅

淫羊藿	祛风湿，补肝肾，强筋骨，壮阳	口诀：因八仙风湿不抢羊 释义：因八仙得了风湿行动不便所以涮火锅的时候不跟别人抢羊肉吃
巴戟天	祛风湿，补肝肾，强筋骨，壮阳	
仙茅	祛风湿，补肝肾，强筋骨，壮阳	

第158组——肉苁蓉、锁阳

肉苁蓉	助阳，补肾，润肠通便，补益精血	口诀：<u>从容锁羊羊</u>，伸长颈学 释义：这个人在从容地锁住一只羊羊，我伸长了脖颈学习怎么锁的
锁　阳	助阳，补肾，润肠通便，补益精血	

第159组——补骨脂、益智仁

补骨脂	纳气平喘，温脾止泻，补肾壮阳，固精缩尿，消风祛斑（外用）	口诀：<u>不顾那船皮鞋</u>，沈阳股所分（风）半 释义：不顾那船皮鞋还没有卖出去，沈阳的股票交易所就拆分成了两半
益智仁	暖肾固精缩尿，开胃摄唾，温脾止泻	口诀：<u>一只伸颈鸟，尾托皮鞋</u> 释义：一只伸长了脖颈的鸟，尾巴上托着一只皮鞋

第160组——鹿茸、紫河车

鹿　茸	壮肾阳，托疮毒，益精血，调冲任，强筋骨	口诀：<u>炉熔神羊床，静雪冲人墙</u> 释义：炉子熔化了神羊的床，静雪为了保护神羊向人墙冲了过去
紫河车	益气养血，补肾阳，肺肾虚喘，骨蒸，补肾益精	口诀：<u>子和车一起学羊腓骨神经</u> 释义：子和车一起学羊的腓骨神经结构

第161组——沙苑子、菟丝子

沙苑子	补肾助阳，固精缩尿，养肝明目	口诀：院子神羊孤缩干木，兔子抬些分（风）半
		释义：院子里神羊孤独地缩在干木头旁边，兔子抬了些草与神羊各分一半
菟丝子	补肾助阳，固精缩尿，养肝明目，安胎，止泻，消风祛斑（外用）	

第162组——蛤蚧、冬虫夏草、核桃仁

蛤　蚧	益肾，补肺，纳气平喘，助阳益精	口诀：身肥哥姐拿阳镜
		释义：身体肥胖的哥哥姐姐手里拿着太阳镜
冬虫夏草	补肾阳，益肺，止血化痰	口诀：冬虫养肥，夏草制毯
		释义：冬虫夏草要区分开来用，冬虫要养肥，夏草要用来制毯子
核桃仁	补肾温肺，润肠通便	口诀：核桃审问肥肠
		释义：核桃审问肥肠的案子

第163组——杜仲、续断

杜　仲	补肝肾，强筋骨，安胎，降压	口诀：杜仲不抢台呀
		释义：杜仲从来不抢着换电视台呀
续　断	补肝肾，强筋骨，安胎，止血，疗伤续折	口诀：续断不抢太子（止）折
		释义：续断从来不抢太子的奏折看

第十八章　收涩药

一、固表止汗药

第164组——麻黄根、浮小麦

药名	功效	背诵诀窍
麻黄根	固表止汗	口诀：麻黄根彪悍，浮小麦一起热
浮小麦	固表止汗，益气，除热	释义：麻黄根长得很彪悍，浮小麦看到麻黄根就燥热起来

二、敛肺涩肠药

第165组——五倍子、五味子

五倍子	固精止遗，敛肺，涩肠，降火，止咳，止泻，收湿敛疮，止汗，收敛止血	口诀：捂被子静怡非常火，咳斜石床喊手指 释义：捂被子的静怡闷得非常上火，咳嗽着斜靠在石床上喊手指疼
五味子	自汗盗汗，益气生津，遗精滑精，虚喘久咳，补肾，遗尿尿频，宁心，久泻不止，收敛固涩	口诀：五位汉齐进净船壳，神鸟新鞋敛色 释义：五位壮汉一齐前进，去清洁干净船壳，穿的神鸟牌新鞋都被敛上了颜色

第166组——肉豆蔻、罂粟壳

肉豆蔻	温中行气，涩肠，止呕，止泻	口诀：<u>肉蔻闻气藏（肠）我（呕）鞋</u> 释义：肉蔻闻到我的气味就藏起了我的鞋子
罂粟壳	止痛，止泻，敛肺，涩肠，止咳	口诀：<u>罂粟童鞋非常苛</u> 释义：罂粟童鞋非常苛刻 *童鞋：同学

第167组——乌梅、诃子

乌梅	固崩止漏（炒），生津止渴，止咳，止痛，止泻，敛肺，涩肠，安蛔	口诀：炒股崩喽，<u>屋没</u>，荆（jīn）轲轲童鞋非常悔 释义：炒股崩盘喽，屋子都赔没了，荆轲轲童鞋非常后悔
诃子	敛肺，涩肠，利咽，止咳，止泻，开音	口诀：<u>盒子非常严，刻些银</u> 释义：盒子非常严密，表面有些雕刻的银饰

第168组——禹余粮、石榴皮、赤石脂

禹余粮	收敛，止带，止泻，涩肠，止血	口诀：<u>鲢鱼带鱼泻肠子（止）</u> 释义：鲢鱼和带鱼吃坏东西了，腹泻肠子都虚脱了 *两个"鱼"为"禹余粮"前两个字

石榴皮	止带，涩精，涩肠，杀虫，止泻，止血	口诀：<u>石榴皮</u>，竟带长沙蝎子（止） 释义：石榴很调皮，竟然带着长沙蝎子玩
赤石脂	涩肠，止血，生肌，止泻，收敛，敛疮	口诀：<u>食指长直挤些脸疮</u> 释义：食指又长又直，可以用来挤些脸上的疮

三、固精缩尿止带药

第 169 组——山茱萸、覆盆子、桑螵蛸

山茱萸	大汗不止，带下，遗尿尿频，补益肝肾，体虚欲脱，收敛固涩，遗精滑精，崩漏	口诀：<u>山猪与汉带鸟赶神驼，脸色竟绷</u> 释义：山猪与一个汉子带着鸟追赶一只神奇的骆驼，因为追不上，脸色显示神经竟然紧绷了起来
覆盆子	固精，明目，缩尿，补益肝肾	口诀：<u>抚盆精明锁肝肾</u> 释义：经常抚摸玉盆可以变得精明，并且能锁住肝肾之精
桑螵蛸	固精缩尿，补肾助阳	口诀：<u>上校竟索神羊</u> 释义：上校竟然问后厨索要一只神羊

第170组——芡实、莲子

芡 实	固精，止带，健脾止泻，益肾，除湿	口诀：姑带皮鞋审芡实莲子新案
莲 子	固精，止带，补脾止泻，益肾，养心安神	释义：姑姑带着物证皮鞋审芡实和莲子犯下的新案件 ＊此处芡实的"实"为"湿"谐音

第171组——金樱子

金樱子	固精缩尿，涩肠止泻，固崩止带	口诀：金鹰竟索长些绷带 释义：金鹰竟然问人索要一根长一些的绷带

第172组——椿皮、海螵蛸

椿 皮	止血，清热，止带，收敛，止泻，燥湿	口诀：春至热带练写诗 释义：春天到来的时候去热带地区练习写诗
海螵蛸	止血，敛疮，收湿，固精止带，收敛，制酸止痛	口诀：海啸致床湿，孤呆脸酸痛 释义：海啸导致床湿了，孤单的我呆得脸都酸痛了

第十九章 涌吐药

第 173 组——常山、瓜蒂、胆矾

药名	功效	背诵诀窍
常 山	截疟，涌吐痰涎	口诀：<u>常山姐探险</u> 释义：常山姐去探险
瓜 蒂	涌吐痰食，祛湿退黄	口诀：<u>贪吃湿黄瓜</u> 释义：贪吃湿的黄瓜
胆 矾	涌吐痰涎，祛腐蚀疮，解毒收湿	口诀：<u>单反探险，扶窗读诗</u> 释义：带着单反去探险，扶着窗户读诗

第二十章　攻毒杀虫止痒药

第 174 组——硫黄、雄黄

药名	功效	背诵诀窍
硫　黄	解毒杀虫疗疮（外用），补火助阳通便	口诀：硫黄堵纱窗，捕获猪羊便 释义：用硫黄堵住纱窗后，捕获猪羊很方便
雄　黄	解毒杀虫，燥湿，祛痰截疟	口诀：雄黄堵啥找（燥）谭姐 释义：雄黄堵住啥呢？找谭姐问问吧

第 175 组——大蒜、土荆皮

大　蒜	肺痨顿咳，消肿，止痢，健脾温胃，杀虫，解毒	口诀：费总理拣大蒜为杀毒 释义：费总经理拣出好的大蒜是为了拿去熏屋子杀毒
土荆皮	杀虫，疗癣，止痒	口诀：途径沙县痒 释义：途径沙县的时候身上有点痒

第 176 组——蟾酥

蟾　酥	开窍醒神，解毒，止痛	口诀：馋叔敲醒毒桶 释义：嘴馋的叔叔敲醒了毒桶旁的小猫

第 177 组——蛇床子、白矾

蛇床子	杀虫止痒，温肾壮阳，燥湿祛风	口诀：蛇床啥样，神羊找（燥）疯 释义：蛇床长啥样？神羊都找疯了
白　矾	外用：止痒，燥湿，解毒杀虫 内服：祛风化痰，止血，止泻	口诀：<u>白矾养十毒虫</u>，封坛制鞋 释义：白矾养了十只毒虫，封坛子里，然后就去制做鞋子了

第二十一章　拔毒化腐生肌药

第 178 组——红粉

药名	功效	背诵诀窍
红粉	拔毒，生肌，除脓，祛腐	口诀：红粉升药，妒忌农妇 释义：红粉就是升药，很妒忌农妇可以开心地种地

第 179 组——铅丹、砒石

铅丹	内服：坠痰定惊 外用：杀虫止痒，拔毒生肌	口诀：牵蛋探井，重阳肚饥 释义：顺手牵了一个鸡蛋就去探索水井了，一直没出来，待到重阳节的时候肚子很饥饿
砒石	内服：截疟，平喘，劫痰，攻毒抑癌 外用：杀虫，祛腐，攻毒，蚀疮	口诀：砒石借船谈爱，重复独窗 释义：砒石借了条船谈情说爱，借的时候一再重复船上要有着独窗增加气氛

第180组——轻粉、炉甘石、硼砂

轻　粉	**外用**：攻毒杀虫，敛疮 **内服**：祛痰消积，逐水通便	口诀：轻粉堵纱窗，谈小鸡住水桶边 释义：轻粉堵住了纱窗，跟我谈小鸡住在水桶边
炉甘石	明目退翳，收湿，解毒，止痒，敛疮	口诀：炉石牧师独仰床 释义：炉石传说里面的牧师独自一人仰躺在床上 *炉石传说：一款休闲卡牌网游
硼　砂	**内服**：清肺化痰 **外用**：清热解毒	口诀：硼砂非谈外事（四） 释义：硼砂非得跟我谈外面的事 *外：外用

常考知识点简略总结

一、典籍

口诀	注释
白加黑	最早记载制成乌头碱结晶的文献是《白猿经》
苍术证	始载苍术之名的本草书籍《证类本草》
山楂唐草曲药性	首载山楂的文献是《唐本草》；首载神曲的文献是《药性论》
芍药赤白经集注	首载芍药分为赤芍与白芍的文献是《本草经集注》

二、水飞

口诀	注释
侏儒画个熊	朱砂、炉甘石、滑石、蛤蚧、雄黄

三、剂量过大呕吐

口诀	注释
汝家香肠使马活，姐都要	乳香、皂荚、木香、常山、使君子、马兜铃、羌活、桔梗、山豆根、黄药子

三、祛内外风

口诀	注释
二蛇二虫雨天防残腿麻	蕲蛇、乌梢蛇、全蝎、蜈蚣、禹白附、天南星、防风、僵蚕、蝉蜕、天麻

四、梅毒

口诀	注释
清风扶起哭红粉	轻粉、大风子、土茯苓、蕲蛇、苦参、红粉

五、驱虫药（根据已考知识点总结，不完全准确）

口诀	注释
广谱驱虫：哭郎南非累	苦楝皮、槟榔、南瓜子、榧子、雷丸
河南逃（绦虫）兵累	鹤草芽、南瓜子、槟榔、雷丸
哭君回（蛔虫）牢（蛲虫）	苦楝皮、使君子
兵将（姜片虫）南袭（吸血虫）	槟榔、南瓜子

口诀背诵表

第一章 解表药

一、发散风寒药

麻 黄	口诀：<u>蚂蟥水中发飙，喊只飞船</u>
桂 枝	口诀：<u>桂枝泥文并煮乏鸡</u>
葱 白	口诀：<u>白发表寒羊落入读吧</u>
香 薷	口诀：<u>香薷睡中何事喊叫</u>
防 风	口诀：<u>放风养膘，写诗通径</u>
荆 芥	口诀：<u>静姐缝表枕窗子（止）</u>
紫 苏	口诀：<u>支书抬起宽肚彪汉</u>
生 姜	口诀：<u>胜将中寒毒，非磕我（呕）表</u>
细 辛	口诀：<u>细心彪汉费银缝笔筒</u>
藁 本 羌 活	口诀：<u>高墙同事逢彪汉</u>
白 芷	口诀：<u>弄湿白纸袋中笔，彪汉扬风筒</u>
辛 夷 苍耳子	口诀：<u>辛姨风寒鼻，儿子重阳风湿痛</u>

二、发散风热药

蔓荆子 薄　荷	口诀：镜子风筒散头，不和七叔真烟
牛蒡子	口诀：牛帮三妃侦探烟厂中独窗
蝉　蜕	口诀：蝉蜕皮过程
浮　萍	口诀：朕养三种鸟抚平发飙
菊　花 桑　叶	口诀：菊花瓶，三四明，桑叶减四加两只（止）枣
柴　胡	口诀：柴胡表姐剩羊腿干鱼
葛　根	口诀：哥跟甄姬惹荆（津）轲，救些羊压经络
升　麻	口诀：麻省仙，四真表
淡豆豉	口诀：豆豉镖，选鱼贩

第二章　清热药

一、清热泻火药（气分实热证）

石　膏	口诀：<u>石膏可烦伙</u>，食指挤疮
栀　子	口诀：<u>侄子卸货厨房</u>，请李师谅解，叫两只中桶
知　母	口诀：<u>母亲（清）惹火造金厂顾客</u>
天花粉	口诀：<u>天花粉中惹火弄金客</u>
淡竹叶 **芦　根**	口诀：<u>朱爷惹火鸟贩，鹿跟我（呕）咏荆（津）轲</u>
夏枯草	口诀：<u>肝火严重吓哭爸</u>
决明子	口诀：<u>决明尝热鸭</u>
密蒙花	口诀：<u>迷梦名医敢惹祸</u>

二、清热燥湿药（湿热证）

黄　连 **黄　芩** **黄　柏**	口诀：<u>三黄湿热火毒床，黄芩太子（止）伯出征</u>

续表

苦 参	口诀：苦参养鸟，惹事封杀
龙胆草	口诀：龙胆敢惹事
秦 皮	口诀：秦皮赶早带明收栗
白鲜皮	口诀：白鲜披风扬，热时避火毒

三、清热解毒药（热毒证）

本节中治疗风热表证，温病初起的药物：大青叶、板蓝根、穿心莲、贯众、金银花、连翘	口诀：大阪船，观金桥
金银花	口诀：二花两三四里
野菊花	口诀：野火（烧）死干菊花
连 翘	口诀：恋桥鸟四散，中靶心
蒲公英	口诀：蒲公林中担八十四干木
紫花地丁	口诀：迪厅中亮死目
穿心莲	口诀：心莲四两种枣里，费心帮大肠
大青叶 青 黛	口诀：大青叶凉拌四袋茎秆
板蓝根	口诀：板蓝根，四两盐
马 勃	口诀：四只马搏两飞燕
射 干	口诀：蛇干腌四坛

山豆根	口诀：山豆四种腌床单
白头翁	口诀：白头翁两里丝带
马齿苋	口诀：马吃四两李子（止）
贯 众	口诀：观众烫死两只呆虫
鱼腥草	口诀：鱼行四里，鸟林咏农
败酱草	口诀：用四鱼桶弄败将
土茯苓	口诀：屠夫读诗逮羊倌
漏 芦	口诀：录用经儒卖书八四
重 楼	口诀：重楼敢与四种铜镜子（止）吼
熊胆粉	口诀：熊胆分四腌，清明洗净
山慈菇	口诀：此菇用八四坛
大血藤	口诀：大学四伙拥风筒
白花蛇舌草	口诀：白桦林四十
半边莲	口诀：半边莲，四鸟重
鸦胆子	口诀：姐有鸭蛋四粒

四、清热凉血药（营分血分实热证）

生地黄 **玄 参**	口诀：剩的两斤肠子（止）因热鼓，选拔杜牧腌
水牛角	口诀：水牛叫猴惹两独鲸

续表

牡丹皮	口诀：牡丹须与两佣伴
赤 芍	口诀：同伙吃勺凉鱼干活
紫 草	口诀：紫草死活量真版

五、清虚热药

青 蒿	口诀：青蒿鼠两骨节黄
地骨皮	口诀：两斤地骨可蒸废
白 薇	口诀：白薇菇凉独闯鸟林
银柴胡 胡黄连	口诀：胡胡肝虚，脸湿热

第三章 泻下药

一、攻下药

大 黄	口诀：大黄鸡谈诗，捉杜甫请两鲤鱼精
芒 硝	口诀：芒硝咽下臃肿剑变燥热
番泻叶	口诀：番泻叶，水下边行
芦 荟	口诀：炉灰下边火，干虫干

二、润下药

火麻仁	口诀：麻仁不自唱
郁李仁	口诀：李仁尝汽水

三、峻下逐水药

大 戟 甘 遂 芫 花	口诀：十枣总（肿）谈水银，随机把芫花刻纱窗
商 陆	口诀：上路中水把（人）堵二边
巴 豆	口诀：巴豆君水中探岩石
牵牛子	口诀：牵牛饮水谈吓傻鸡

第四章　祛风湿药

一、祛风寒湿药

独　活	口诀：独活逢师表扬铜笔
川　乌 草　乌	口诀：二乌跌麻山，问童风势
木　瓜	口诀：木瓜为十斤壳进了（络）池
威灵仙	口诀：威灵仙姑落，因毯风湿痛
昆明山海棠	口诀：昆明山风湿，活动筋骨
蕲　蛇 乌梢蛇	口诀：二蛇取了（络）经

二、祛风湿热药

秦　艽	口诀：秦风始皇许数笔筒
臭梧桐	口诀：梧桐压了（络）风湿瓶
海风藤	口诀：海风湿了（络）笔
络石藤	口诀：落石两种蝶疯了（络）
雷公藤	口诀：雷公风师活了（络），独宠中通

海桐皮	口诀：孩童皮，重阳风时摞桶
桑　枝	口诀：三指关水封实
豨莶草	口诀：观风时细线堵牙
防　己	口诀：防己总（肿）同水鸭疯

三、祛风湿强筋骨药

五加皮	口诀：五家不抢冯氏水
桑寄生	口诀：系绳冯氏太不抢鸭
狗　脊	口诀：冯氏狗鸡腰细杆身

第四章
祛
风
湿
药

第五章 · 化湿药

苍术	口诀：苍术带水银明早见寒风
厚朴	口诀：侯婆谈诗气漫川
佩兰	口诀：佩兰表叔为房市疲
藿香	口诀：藿香和我（呕）温叔想画师
豆蔻	口诀：豆蔻十七问我（呕）魏氏鞋
草豆蔻	口诀：草蔻早起问我（呕）梨
砂仁	口诀：砂仁十七问卸胎
草果	口诀：草果问早谭姐丈

第六章　利水渗湿药

一、利水消肿药

药名　　　　功效	背诵诀窍
猪　苓	口诀：是谁带肿猪
茯　苓	口诀：茯苓师妹见水宁
薏苡仁	口诀：艺人毒龙（脓）霸总（肿）比试热水溅鞋
泽　泻	口诀：择些桌子（脂）水中（肿）试热
香加皮	口诀：冯氏金姑水中想家

二、利尿通淋药

车前子	口诀：车前林惹飞鸟鸣，客赶写诗潭
通　草	口诀：捅草七叔热如鸟
木　通	口诀：静如鸟林新木桶
冬葵子	口诀：冬葵入林藏（肠）鸟
瞿　麦	口诀：去麦坡经鸟林

灯心草	口诀：等心鸟
滑　石	口诀：花式尿湿床惹林叔
石　韦	口诀：石林刻两只飞鸟
萆　薢	口诀：鼻血必是着风
海金沙	口诀：拎桶清理金沙
萹　蓄	口诀：萹蓄林，傻样鸟
地肤子	口诀：递斧子临时惹疯羊

四、利湿退黄药

茵　陈	口诀：因湿热稳读书床单黄
金钱草	口诀：林中都（毒）是黄金钱
虎　杖	口诀：虎匾可担四黄鱼桶
珍珠草	口诀：珍珠草湿，黄寺鸣鸡

第七章　温里药

附　子	口诀：父子救火喊竹筒
肉　桂	口诀：肉桂园火柱，埋井喊桶
干　姜	口诀：干姜会（肺）英（饮）文，喊回麦
吴茱萸	口诀：乌猪与三桶酱藕煮羊蝎
丁　香	口诀：丁香问你剩（肾）羊蝎
高良姜	口诀：高良问我（呕）三桶蒜
小茴香	口诀：回香山三桶围棋
花　椒	口诀：花椒蚊虫痛痒
胡　椒	口诀：胡教瞎问，汉叹为耻（食）
荜　茇 荜澄茄	口诀：笔筒纹汉，霸下承行

第八章　理气药

陈　皮	口诀：陈皮七剑澡堂（痰）闭
青　皮	口诀：青皮敢欺机智瘟
枳　实	口诀：掷石捶破八批坛
枳　壳	口诀：纸壳即吹气款纸张
薤　白	口诀：写白羊把旗倒立
大腹皮	口诀：大腹水肿形宽
木　香	口诀：木香黄山里，七剑同行驰
乌　药	口诀：勿要同妻喊甚
沉　香	口诀：沉香同船，醒问呕哪
檀　香	口诀：檀香醒问为痛
荔枝核	口诀：荔枝和八汉同行
川楝子	口诀：川楝子谢叔沙县同行
香　附	口诀：香附经痛，遇叔调理
甘　松	口诀：甘松总（肿）是与瘟同行
梅　花	口诀：梅花与八叔和谈
玫瑰花	口诀：玫瑰花束同雨雪
佛　手 香　橼	口诀：佛愿与李叔找（燥）河滩
柿　蒂 刀　豆	口诀：帝企鹅，到沈阳终

第九章　消食药

山　楂	口诀：山里捉只（脂）鱼喂妻吃
莱菔子	口诀：来福讲探长吃梨
鸡内金	口诀：鸡内金化石，萧瑟忆为鳞
麦　芽	口诀：监狱卖牙，入账吃干鱼
六神曲	口诀：（听了）神曲、痴姐胃热
稻　芽	口诀：为何吃剑倒牙

第九章

消

食

药

第十章　驱虫药

使君子 雷　丸	口诀：十累傻鸡
槟　榔	口诀：槟榔里傻鸡，吃纸借汽水
榧　子	口诀：妃子飞机客长沙
南瓜子 鹤草芽	口诀：南沙河边
苦楝皮	口诀：苦练沙县

第十一章 止血药

一、凉血止血药

大 蓟 小 蓟	口诀：大鸡两只鱼，勇渡小鸟林
地 榆	口诀：地狱两只堵窗
侧柏叶	口诀：白爷练坦克，只剩凉屋
苎麻根	口诀：猪妈撕两只胎
槐 花	口诀：两头目干活只坏话
白茅根	口诀：白猫非喂两只黄鸟

二、化瘀止血药

三 七	口诀：三七不强壮，只打肿痛鱼
茜 草	口诀：茜草逼两只鱼静
蒲 黄	口诀：蒲黄拎只恋鸟鱼

三、收敛止血药

白 及	口诀：白鸡集中恋纸
紫珠草	口诀：自助两只毒鱼手烫肿
仙鹤草	口诀：仙鹤制度重阳节不收礼
棕榈炭 血余炭	口诀：手指总捋鞋带学鸟语

四、温经止血药

艾 叶	口诀：唉！师养三只调台蚊
炮 姜	口诀：炮姜同志文静稳重
灶心土	口诀：造新鞋子（止）我（呕）稳重

第十二章　活血化瘀药

一、活血止痛药

延胡索 川　芎	口诀：雁豁行，同雄风
郁　金	口诀：郁金气郁昏倒，两同伙心慌
姜　黄	口诀：姜婆同行京，风湿胸胁肩
乳　香 没　药	口诀：如墨肿鸡活动（痛）
五灵脂	口诀：五只鱼同活
降　香	口诀：将箱子（止）中奖旗与我（呕）李齐同挥

二、活血调经药

丹　参	口诀：单身俺烦，竟与同学两拥
益母草	口诀：一母养四鸟总（肿）进（经）货

续表

泽 兰	口诀：择南（兰）京水中活鱼用
鸡血藤	口诀：输了（络）鸡血经痛不行
牛 膝	口诀：牛膝筋骨干甚，因水淋瘀经
红 花	口诀：红花与同伙竟搬厚木床运入
桃 仁	口诀：陶人拥活鱼藏（肠）船壳
王不留行	口诀：王不留行，经鸟林用汝货

三、活血疗伤药

血 竭 儿 茶	口诀：学姐同窗治活鲫鱼，儿时谈飞
苏 木	口诀：木鱼总（肿）活动（痛）
骨碎补	口诀：骨碎不强，同伙分（风）班
土鳖虫	口诀：土鳖虫遇金破骨
自然铜	口诀：自然铜遇金鼓
马钱子	口诀：八马同路（络）中
刘寄奴	口诀：刘寄努力与同志竞技，上齿破

四、破血消癥药

三　棱 莪　术	口诀：三鹅同鸡婆行
水　蛭 虻　虫 斑　蝥	口诀：争破鱼，谁竟猛击班八堵窗
月季花	口诀：月季花干活遇井中毒
银杏叶	口诀：银杏同伙练飞船，高压心痛中风

第十三章　化痰止咳平喘药

一、温化寒痰药

半　夏	口诀：板下你我（呕）遭谭扒皮
天南星	口诀：天南早谈八种风景
白芥子	口诀：白姐飞毯七八摞桶
白　前	口诀：白前讲坦克
旋覆花	口诀：选你我（呕）谈降水
皂　荚	口诀：造假桥谭八封杀杨总（肿）编
白附子	口诀：白父子读吧同早谈风景

二、清化热痰药

川贝母 浙贝母	口诀：霸用坦克惹船飞着渡
瓜　蒌	口诀：褂宽热巴长滩泳
胖大海	口诀：大胖谈肺炎音变
竹　茹	口诀：竹茹太子（止）烦我（呕）两热毯
竹　沥	口诀：助理顶开热毯
天竺黄	口诀：天竺黄静新热毯

胆南星	口诀：胆南星洗净热毯
前　胡	口诀：前湖散风热气潭
礞　石	口诀：礞石坠，七井平
桔　梗	口诀：桔梗妃耳边谈烟农
昆　布 海　藻	口诀：水中八团（痰）软布燥
黄药子	口诀：黄药（师）坦克把两只鹰穿死
海浮石 海蛤壳	口诀：俯视鸟林见八飞毯，海哥床湿酸痛

三、止咳平喘药

苦杏仁	口诀：杏树养虫常咳喘
紫苏子	口诀：支书子坦克厂讲船
马兜铃	口诀：妈斗飞船压制坦克
洋金花	口诀：杨进划船磕镜筒
紫　菀 百　部 款冬花	口诀：紫菀百部款冬花，润肺止咳下气佳，紫花坦克百步杀
枇杷叶	口诀：非你我（呕）可
葶苈子 桑白皮	口诀：飞船水中立，桑白赶鸭子（止）
白　果	口诀：白果锁带谈练飞船

第十四章　安神药

一、重镇安神药

朱　砂	口诀：朱砂真心研读命案
琥　珀	口诀：湖泊真暗，活鱼鸟林
磁　石	口诀：此石瓶真浅，俺拿船木耳
龙　骨	口诀：龙姑脸色欠妥，俺喊震瓶

二、养心安神药

酸枣仁	口诀：枣仁仅喊俺心肝
柏子仁	口诀：百人喊，便心安
首乌藤	口诀：首乌疼疯了（络），俺学羊
灵　芝	口诀：领旨不起，俺喘咳
合欢皮	口诀：姐与俺总（肿）获欢
远　志	口诀：远志总（肿）用暗探指交通桥

第十五章 平肝息风药

一、平抑肝阳药

石决明 煅决明	口诀：<u>石决瓶</u>，浅干明；<u>煅决明</u>，手指酸痛
珍珠母	口诀：<u>珍珠母</u>真暗，名医师怜瓶浅
珍　珠	口诀：<u>珍珠</u>安静独扶积木
代赭石	口诀：这是两只真泥瓶
牡　蛎	口诀：俺目里见千人拔针；脸色酸痛
罗布麻叶	口诀：平安鸟惹萝卜（布）
刺蒺藜	口诀：<u>李</u>平驭风入阳明活

二、息风止痉药

羚羊角	口诀：<u>羚羊</u>寺非赶明洗净瓶
牛　黄	口诀：<u>牛黄</u>似醒瞧新凉席瘫
天　麻 钩　藤	口诀：<u>天麻</u>钩藤洗净瓶，<u>天麻</u>疯了（络），钩藤偷鞋惹出警
全　蝎 蜈　蚣	口诀：<u>全蝎蜈蚣</u>喜同读八经络
僵　蚕	口诀：<u>僵蚕</u>八桶洗净封坛养
地　龙	口诀：<u>地龙</u>定风，惹了（络）船鸦鸟

第十六章　开窍药

麝　香	口诀：蛇想缠桥同伙总（肿）神经
苏合香	口诀：苏合想敲醒同桌问散会
冰　片	口诀：冰神四桥腹肌痛，猴兄抠木耳
石菖蒲	口诀：石桥神医谈十位王，二妹噤口

第十七章　补益药

一、补气药

太子参	口诀：太子七剑费劲
刺五加	口诀：刺五家七剑审案忘传妹
山　药	口诀：山药深色皮围巾飞
白　术	口诀：白猪脾气燥，喊鸟太懈怠
白扁豆	口诀：小鼠何不拾袋白扁豆
绞股蓝	口诀：叫 47 批坦克
甘　草	口诀：甘草同四坦克调和急脾气
红景天	口诀：景天七剑，货卖飞船客
沙　棘	口诀：杀鸡活鱼见驰坦克
大　枣	口诀：大早播（补）一起喂毒血案
黄　芪	口诀：黄旗升，七剑仙喊毒龙（脓）卫比鸟，肿鸡金靴行窗表
西洋参	口诀：西洋人（阴）热生气
党　参 **人　参**	口诀：党参党参，肺脾血津，人参人参，俺制拖鞋卖郑源

二、补血药

当 归	口诀：同伙不经常当龟
龙眼肉	口诀：龙咽俺新皮靴
何首乌	口诀：圣手乌姐常用毒，执手乌乌静雪捉麻袋补墙
阿 胶	口诀：阿飞靴子（止）印台
白 芍	口诀：白少肉痛因汉平雪景
熟 地	口诀：熟人（阴）靴，田径碎

三、补阴药

北沙参 南沙参	口诀：因为费劲背，男神叹气
石 斛	口诀：不要为饮十壶热津枯
天 冬	口诀：天津飞鹰（阴）凿骨
麦 冬	口诀：麦兜（冬）常因肥心烦围巾
百 合	口诀：百合因肥心安
黄 精	口诀：黄静因脾气身肥
玉 竹	口诀：早吟预祝荆（津）轲
桑 椹	口诀：桑椹今早便隐血
龟 甲	口诀：归家见姑新靴蹦，沈阳姑静音
鳖 甲	口诀：别见蒸羊八人（阴）退
女贞子 墨旱莲 枸杞子	口诀：女子摸狗补肝肾，女子乌发明目，摸两只，狗精明

四、补阳药

淫羊藿 巴戟天 仙　茅	口诀：因八仙风湿不抢羊
肉苁蓉 锁　阳	口诀：从容锁羊羊，伸长颈学
补骨脂	口诀：不顾那船皮鞋，沈阳股所分（风）半
益智仁	口诀：一只伸颈鸟，尾托皮鞋
鹿　茸	口诀：炉熔神羊床，静雪冲人墙
紫河车	口诀：子和车一起学羊腓骨神经
沙苑子 菟丝子	口诀：院子神羊孤缩干木，兔子抬些分（风）半
蛤　蚧	口诀：身肥哥姐拿阳镜
冬虫夏草	口诀：冬虫养肥，夏草制毯
核桃仁	口诀：核桃审问肥肠
杜　仲	口诀：杜仲不抢台呀
续　断	口诀：续断不抢太子（止）折

第十八章　收涩药

一、固表止汗药

麻黄根 浮小麦	口诀：麻黄根彪悍，浮小麦一起热

二、敛肺涩肠药

五倍子	口诀：捂被子静怡非常火，咳斜石床喊手指
五味子	口诀：五位汉齐进净船壳，神鸟新鞋敛色
肉豆蔻	口诀：肉蔻闻气藏（肠）我（呕）鞋
罂粟壳	口诀：罂粟童鞋非常苟
乌　梅	口诀：炒股崩喽，屋没，荆（jin）轲轲童鞋非常悔
诃　子	口诀：盒子非常严，刻些银
禹余粮	口诀：鲢鱼带鱼泻肠子（止）
石榴皮	口诀：石榴皮，竟带长沙蝎子（止）
赤石脂	口诀：食指长直挤些脸疮

三、固精缩尿止带药

山茱萸	口诀：山猪与汉带鸟赶神驼，脸色竟绷
覆盆子	口诀：抚盆精明锁肝肾
桑螵蛸	口诀：上校竞索神羊
芡　实 **莲　子**	口诀：姑带皮鞋审芡实莲子新案
金樱子	口诀：金鹰竞索长些绷带
椿　皮	口诀：春至热带练写诗
海螵蛸	口诀：海啸致床湿，孤呆脸酸痛

第十九章　涌吐药

常　山	口诀：常山姐探险
瓜　蒂	口诀：贪吃湿黄瓜
胆　矾	口诀：单反探险，扶窗读诗

第二十章 攻毒杀虫止痒药

硫　黄	口诀：硫黄堵纱窗，捕获猪羊便
雄　黄	口诀：雄黄堵啥找（燥）谭姐
大　蒜	口诀：费总理拣大蒜为杀毒
土荆皮	口诀：途径沙县痒
蟾　酥	口诀：馋叔敲醒毒桶
蛇床子	口诀：蛇床啥样，神羊找（燥）疯
白　矾	口诀：白矾养十毒虫，封坛制鞋

第二十一章　拔毒化腐生肌药

红　粉	口诀：红粉升药，妒忌农妇
铅　丹	口诀：牵蛋探井，重阳肚饥
砒　石	口诀：砒石借船谈爱，重复独窗
轻　粉	口诀：轻粉堵纱窗，谈小鸡住水桶边
炉甘石	口诀：炉石牧师独仰床
硼　砂	口诀：硼砂非谈外事（四）